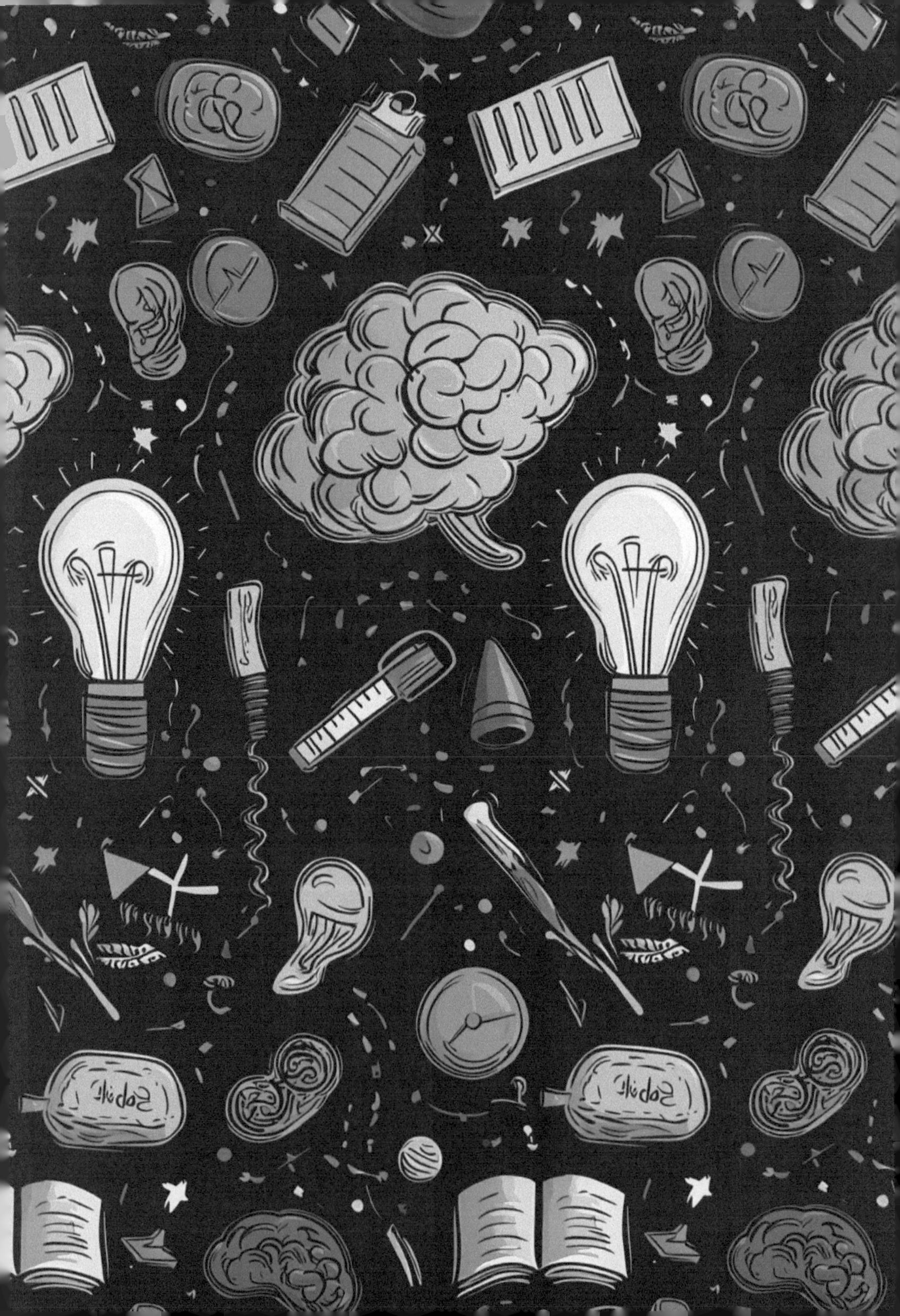

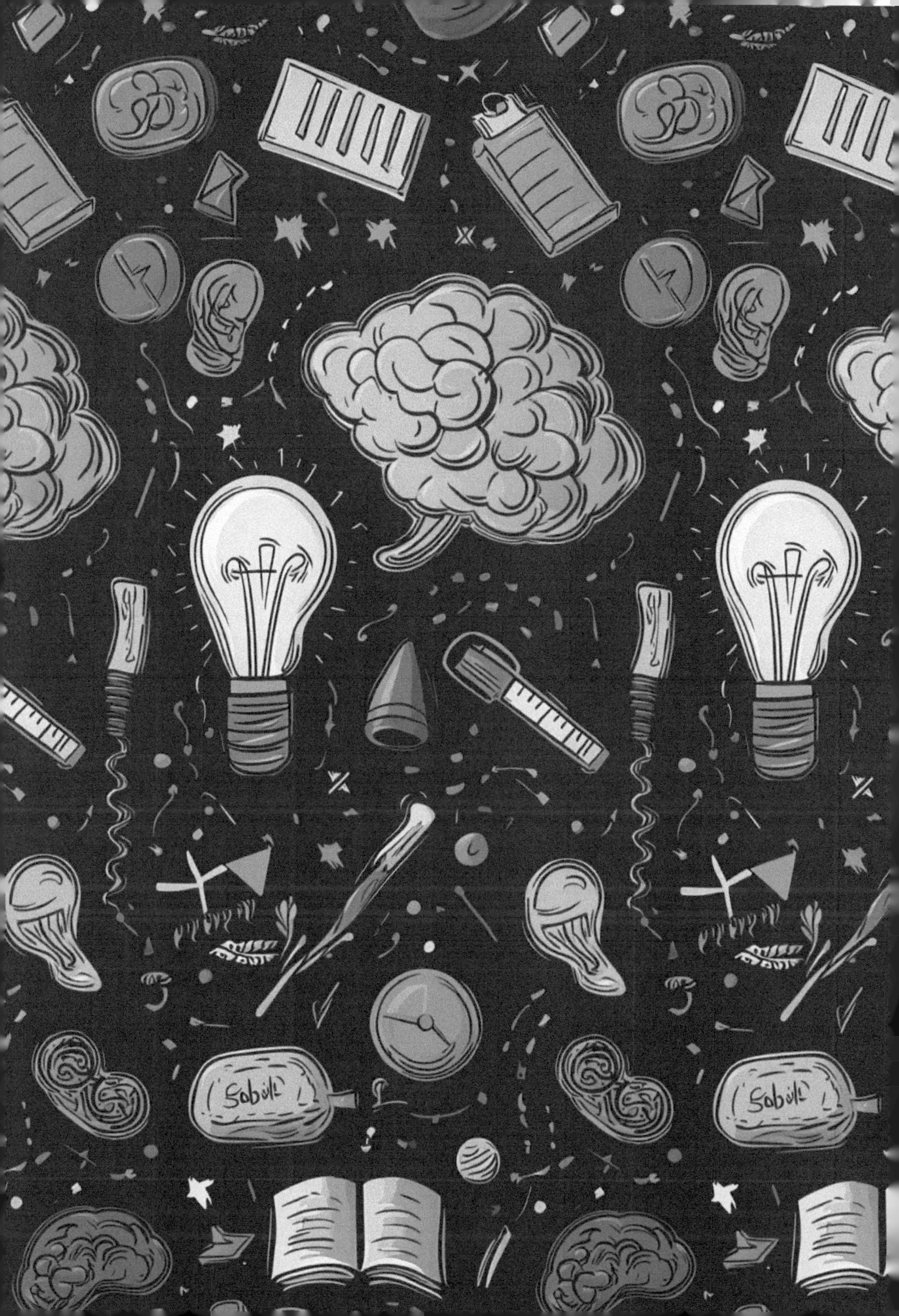

Aviso legal

Saage Media GmbH
c/o SpinLab – The HHL Accelerator
Spinnereistraße 7
04179 Leipzig, Germany
E-Mail: contact@SaageMedia.com
Web: www.SaageMedia.com
Commercial Register: Local Court Leipzig, HRB 42755 (Handelsregister: Amtsgericht Leipzig, HRB 42755)
Managing Director: Rico Saage (Geschäftsführer)
VAT ID Number: DE369527893 (USt-IdNr.)

Editorial: Saage Media GmbH
Publicación: 02.2025
Diseño de portada: Saage Media GmbH
ISBN Tapa blanda (es): 978-3-384-53135-3
ISBN Ebook (es): 978-3-384-53136-0

Legal / Avisos

Los enlaces externos y las referencias a fuentes enumerados en este libro fueron verificados al momento de la publicación. El autor no tiene influencia sobre los diseños y contenidos actuales y futuros de las páginas vinculadas. El proveedor del sitio web vinculado es el único responsable de los contenidos ilegales, incorrectos o incompletos, así como de los daños que surjan del uso o no uso de la información, no quien hace referencia a la publicación respectiva a través de enlaces. Todas las fuentes externas utilizadas se enumeran en la bibliografía. A pesar del cuidadoso control del contenido, no asumimos ninguna responsabilidad por el contenido de fuentes externas. Los operadores de las fuentes citadas son los únicos responsables de su contenido. Las imágenes y fuentes de terceros están marcadas como tales. La reproducción, procesamiento, distribución y cualquier tipo de explotación fuera de los límites de los derechos de autor requieren el consentimiento por escrito del autor o creador respectivo.
Este libro ha sido traducido del alemán. No se pueden descartar completamente las desviaciones del original o los errores de traducción. Todas las fuentes citadas en el libro están disponibles en inglés. No asumimos ninguna responsabilidad por inexactitudes o malentendidos de contenido que puedan surgir por la traducción.
Los datos de los diagramas que no están marcados explícitamente con una fuente no se basan en estudios, sino que son suposiciones no vinculantes para una mejor visualización.
Este libro fue creado utilizando Inteligencia Artificial (IA) y otras herramientas. Entre otras cosas, se utilizaron herramientas para la investigación, la escritura/edición y la generación de ilustraciones decorativas. A pesar del control, no se pueden descartar completamente los errores. Nos gustaría enfatizar que el uso de la IA sirve como herramienta de apoyo para proporcionar a nuestros lectores una experiencia de lectura de alta calidad e inspiradora.

Las referencias y citas contenidas en este libro han sido cuidadosamente investigadas y reproducidas en su significado. La interpretación y presentación del contenido citado refleja la comprensión del autor y no necesariamente corresponde con la intención u opinión de los autores originales. Para las citas parafraseadas, las declaraciones principales de las fuentes originales se han incorporado al contexto de esta obra según el mejor saber y entender, pero pueden desviarse de las formulaciones originales y matices de significado debido a la transferencia y simplificación. Todas las fuentes utilizadas están completamente listadas en la bibliografía y pueden leerse allí en el original. La responsabilidad de la interpretación y la incorporación contextual del contenido citado recae en el autor de este libro. Para preguntas científicas e información detallada, se recomienda consultar las fuentes originales. El autor se ha esforzado por presentar temas científicos complejos de manera generalmente comprensible. No se pueden excluir simplificaciones y generalizaciones. No se puede garantizar la exactitud técnica y la integridad de las presentaciones simplificadas. La reproducción parafraseada de citas y hallazgos científicos se realiza conscientemente cumpliendo con la ley de citas según § 51 UrhG y todas las disposiciones relevantes de derechos de autor de otros países. Al simplificar, transferir y posiblemente traducir contenido científico a un lenguaje generalmente comprensible, se pueden perder matices de significado y detalles técnicos. El autor no reclama derechos sobre las obras citadas y respeta todos los derechos de autor de los autores originales. Si se detecta un uso no autorizado, el autor solicita ser notificado para tomar las medidas apropiadas. Para fines académicos y cuando se utiliza como referencia científica, se recomienda expresamente consultar las fuentes originales. La presentación simplificada sirve exclusivamente para información científica popular.

La información contenida en este libro sobre TDAH, estrategias de aprendizaje y diseño del entorno de aprendizaje ha sido cuidadosamente investigada; sin embargo, los conocimientos científicos y los enfoques terapéuticos en el ámbito del TDAH pueden evolucionar constantemente. Por lo tanto, no se puede garantizar la actualidad, exactitud y exhaustividad de la información proporcionada. Los métodos de aprendizaje y las estrategias de organización presentadas para personas con TDAH se basan en conocimientos y experiencias generales. Cada persona con TDAH es única, por lo que los métodos descritos no necesariamente son adecuados para todos por igual. Este libro no sustituye un diagnóstico profesional, terapia o atención pedagógica. Para preguntas concretas sobre el diagnóstico, tratamiento o apoyo escolar del TDAH, siempre se deben consultar a profesionales cualificados como médicos, terapeutas o educadores. No se asume ninguna responsabilidad por las posibles consecuencias negativas que puedan resultar de la aplicación de los métodos descritos. Antes de implementar medidas específicas, especialmente al modificar conceptos de terapia o apoyo existentes, siempre se debe consultar a los profesionales que están a cargo del tratamiento. Todas las marcas y nombres comerciales mencionados en el libro, como materiales de aprendizaje o herramientas terapéuticas, están sujetos sin restricciones a las disposiciones de la legislación de marcas vigente y a los derechos de propiedad de los respectivos propietarios registrados.

Bendis Saage

TDAH y aprendizaje: Estrategias efectivas para el éxito escolar y universitario

Guía práctica para aprender con éxito con TDAH: técnicas de concentración, organización y apoyo para estudiantes, padres y educadores

89 Fuentes
41 Diagramas
47 Imágenes
7 Ilustraciones

Queridos lectores,

les agradecemos de corazón que hayan elegido este libro. Con su elección, no solo nos han brindado su confianza, sino también parte de su valioso tiempo. Lo apreciamos mucho.

El TDAH presenta a niños, adolescentes y sus familias desafíos especiales en el aprendizaje a diario. Las dificultades de concentración y los problemas de organización pueden complicar significativamente la vida escolar. Este libro especializado, orientado a la práctica, ofrece estrategias concretas y enfoques de solución para que las personas afectadas por el TDAH puedan mejorar su comportamiento de aprendizaje de manera sostenible. Desde la adecuada disposición del espacio de trabajo hasta técnicas de estudio efectivas y la preparación para exámenes, se abordan sistemáticamente todos los aspectos relevantes. Los métodos presentados se basan en hallazgos científicos actuales y han sido probados en la práctica. Padres, educadores y afectados reciben herramientas valiosas para gestionar con éxito la vida de aprendizaje, desde la escuela primaria hasta la universidad. Con esta guía, se logra aprovechar las fortalezas especiales de las personas con TDAH y superar sistemáticamente las dificultades de aprendizaje. ¡Descubra ahora estrategias probadas para un aprendizaje concentrado y exitoso con TDAH!

Esta guía le proporciona información comprensible y práctica sobre un tema complejo. Gracias a herramientas digitales desarrolladas internamente que también utilizan redes neuronales, pudimos realizar investigaciones exhaustivas. El contenido se ha estructurado de manera óptima y desarrollado hasta la versión final para proporcionarle una visión general bien fundamentada y de fácil acceso. El resultado: obtiene una visión integral y se beneficia de explicaciones claras y ejemplos ilustrativos. El diseño visual también se ha optimizado mediante este método avanzado para que pueda captar y utilizar la información rápidamente.

Nos esforzamos por la máxima precisión, pero agradecemos cualquier indicación de posibles errores. Visite nuestro sitio web para encontrar las últimas correcciones y adiciones a este libro. Estas también se incorporarán en futuras ediciones.

¡Esperamos que disfrute leyendo y descubriendo cosas nuevas! Si tiene sugerencias, críticas o preguntas, esperamos sus comentarios. Solo mediante el intercambio activo con ustedes, los lectores, las futuras ediciones y obras podrán ser aún mejores. ¡Manténgase curioso!

Bendis Saage

Saage Media GmbH - Equipo

- www.SaageBooks.com/es
- support@saagemedia.com
- Spinnereistraße 7 - c/o SpinLab – The HHL Accelerator, 04179 Leipzig, Germany

Acceso rápido al conocimiento

Para garantizar una experiencia de lectura óptima, nos gustaría familiarizarle con las características principales de este libro:

- **Estructura Modular:** Cada capítulo es independiente y puede leerse sin depender de los demás.
- **Investigación Exhaustiva:** Todos los capítulos se basan en una investigación exhaustiva y están respaldados por referencias científicas. Los datos mostrados en los diagramas sirven para una mejor visualización y se basan en suposiciones, no en los datos proporcionados en las fuentes. Una lista completa de fuentes y créditos de imágenes se encuentra en el apéndice.
- **Terminología Clara:** Los términos técnicos subrayados se explican en el glosario.
- **Resúmenes de Capítulos:** Al final de cada capítulo, encontrará resúmenes concisos que le dan una visión general de los puntos clave.
- **Recomendaciones Concretas:** Cada subcapítulo concluye con una lista de consejos específicos para ayudarle a poner en práctica lo aprendido.

Materiales adicionales de bonificación en nuestro sitio web

En nuestro sitio web, planeamos poner a su disposición los siguientes materiales exclusivos:

- Contenido adicional y capítulos extra
- Un resumen general compacto
- Una versión de radioteatro. (En planificación)

El sitio web está actualmente en construcción.

www.SaageBooks.com/es/tdah_y_aprendizaje-bonus-9BELYJ

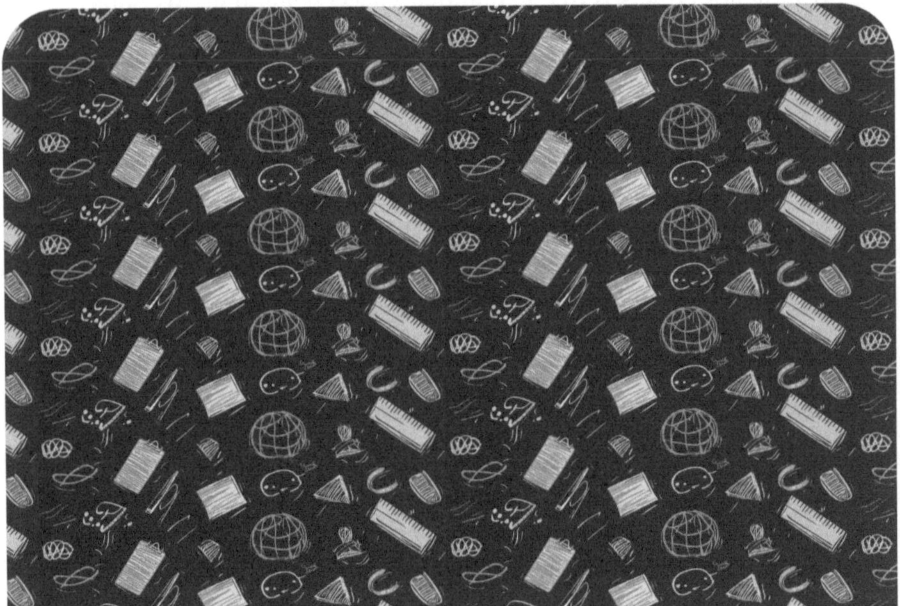

Índice

- 2. Vida escolar diaria
  - 2. 1 Diseño de la clase
    - Optimizar la elección del asiento
    - Aplicar técnicas para tomar apuntes
    - Organización de las tareas
  - 2. 2 Colaboración con los profesores
    - Establecer vías de comunicación
    - Implementar medidas de compensación
    - Coordinar medidas de apoyo
  - 2. 3 Preparación de exámenes
    - Crear planes de estudio
    - Entrenar el manejo del estrés
    - Desarrollar estrategias para los exámenes

- 3. Entorno de aprendizaje en el hogar
  - 3. 1 Diseño del espacio de aprendizaje
    - Crear un entorno con pocos estímulos
    - Proporcionar materiales de aprendizaje
  - 3. 2 Organización familiar
    - Establecer rituales de aprendizaje
    - Resolver conflictos de forma constructiva
  - 3. 3 Apoyo de los padres
    - Acompañamiento en el aprendizaje
    - Fomentar la motivación
    - Fortalecer la autonomía

- 4. Estudios y formación profesional
  - 4. 1 Elección de carrera
    - Tener en cuenta las fortalezas
    - Analizar los requisitos
    - Utilizar las ofertas de apoyo
  - 4. 2 Organización del aprendizaje
    - Repasar las clases
    - Planificar la preparación de los exámenes
    - Organizar grupos de estudio
  - 4. 3 Autogestión
    - Adaptar las técnicas de trabajo
    - Desarrollar la gestión del estrés

1. Estrategias de aprendizaje y concentración

¿Por qué a algunas personas les resulta tan difícil concentrarse en una tarea, mientras que otras pueden estudiar durante horas sin esfuerzo? Esta pregunta preocupa tanto a padres como a educadores y a quienes lo padecen. La clave para un aprendizaje exitoso no radica únicamente en la inteligencia o el talento, sino en el enfoque adecuado y las herramientas adecuadas. Las personas con TDAH a menudo necesitan caminos diferentes hacia el éxito en el aprendizaje que las personas sin esta particularidad. En este capítulo, descubriremos juntos cómo se pueden aprovechar las fortalezas naturales de las personas afectadas por el TDAH de manera específica para el proceso de aprendizaje.

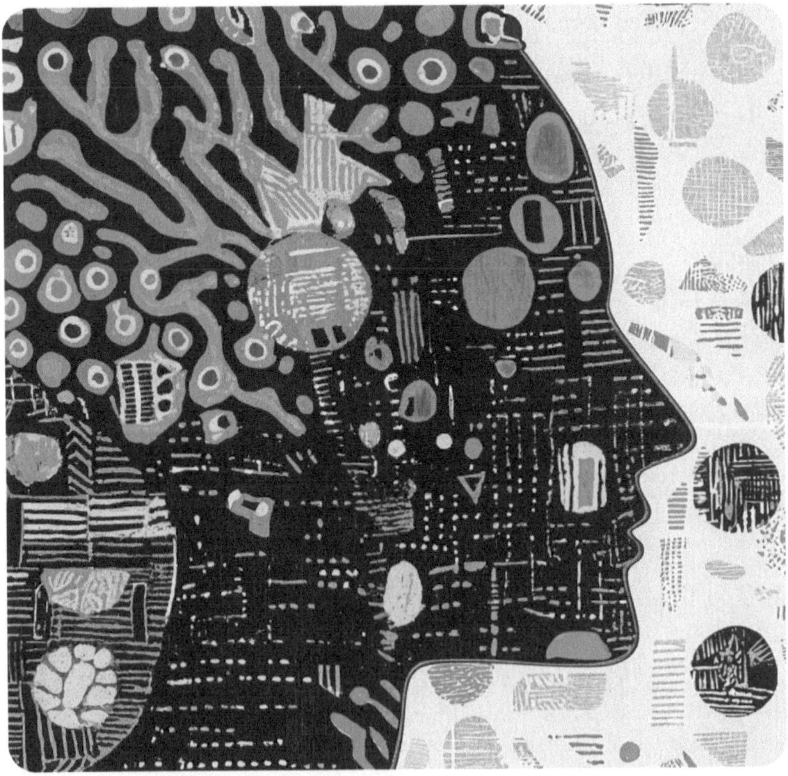

1. 1 Técnicas de concentración

Las técnicas de concentración son esenciales para un aprendizaje exitoso, especialmente con TDAH. Ayudan a enfocar la atención y minimizar las distracciones, tanto en la escuela como en los estudios. Sin embargo, su implementación presenta desafíos para muchos. Esta sección destaca las dificultades y la utilidad práctica de diversas estrategias para una concentración óptima. Descubra cómo puede diseñar su entorno de aprendizaje y dirigir su atención de manera efectiva.

Las técnicas de concentración efectivas tienen en cuenta tanto el diseño del entorno de aprendizaje externo como la gestión de las distracciones internas.

Diseñar un entorno de trabajo estructurado

Un entorno de trabajo estructurado contribuye significativamente a la concentración y se puede optimizar mediante diversas estrategias. El diseño de rutinas predecibles y el uso de ayudas de aprendizaje fomentan la concentración y facilitan la organización [s1]. Un horario diario estructurado, comenzando con una rutina matutina bien pensada, establece la base para un día productivo [s2]. Sistemas de planificación, métodos de priorización y recordatorios apoyan la organización y ayudan a mantener una visión general de las tareas y objetivos [s2]. Las tareas repetitivas se pueden hacer más interesantes mediante nuevos impulsos y enfoques variados [s1]. Las pausas deben estar planificadas y los estímulos ambientales deben ser utilizados de manera específica para fomentar la concentración y mantener la energía mental [s2]. La reducción de distracciones, tanto visuales como acústicas, contribuye decisivamente a una atmósfera de trabajo enfocada [s3]. Materiales que absorben el sonido, como alfombras o revestimientos de pared especiales, minimizan los ruidos ambientales y mejoran la relación señal-ruido [s3]. Una intensidad de iluminación reducida puede fomentar la atención y el compromiso [s3]. También, la reducción consciente de estímulos visuales en el área de trabajo aumenta la concentración. Un escritorio ordenado con solo los materiales necesarios puede hacer una gran diferencia. El entorno táctil también juega un papel: mediante la colocación inteligente de muebles y materiales de trabajo, se pueden minimizar los estímulos táctiles no deseados [s3]. Opciones de asiento flexibles pueden apoyar adicionalmente el compromiso y la atención [s3]. Además del diseño físico del entorno, los factores sociales también son relevantes. La inclusión de la red de apoyo personal y intervenciones grupales pueden influir positivamente en la estructuración de la vida laboral [s4]. La psicoeducación fomenta la comprensión y la autopercepción, contribuyendo así a un entorno de trabajo positivo [s4]. Una buena relación con colegas y superiores también es importante para el éxito de las intervenciones en el lugar de trabajo [s4]. Fomentar la  regulación emocional y las competencias sociales puede mejorar el rendimiento laboral y debe ser considerado en las intervenciones [s4]. Un intercambio regular con profesores o formadores sobre el progreso del aprendizaje permite un ajuste continuo de las estrategias de aprendizaje y del entorno de trabajo [s1]. También, las terapias cognitivas y la terapia cognitivo-conductual pueden ser útiles en caso de problemas de concentración persistentes [s1].

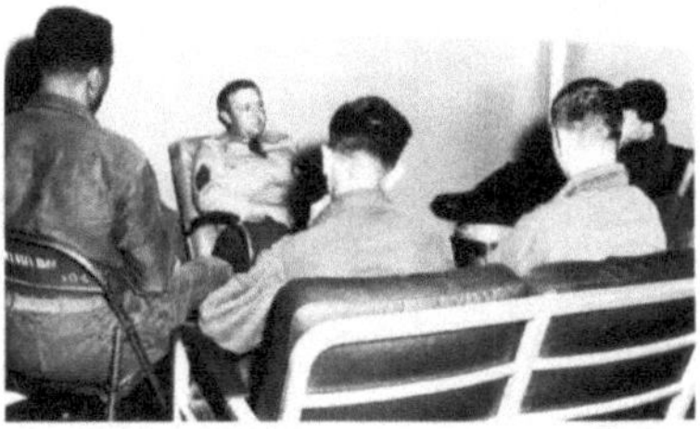

FIGURE 48.—A neuropsychiatric social work technician conducts a group therapy session, under supervision of the neuropsychiatrist, with U.S. disciplinary barracks prisoners.

Intervención grupal [i1]

Bueno saber

Intervenciones Grupales

En grupos, los afectados aprenden estrategias para mejorar la concentración y el comportamiento de aprendizaje, beneficiándose del intercambio con otros.

Terapia Cognitivo-Conductual

Una forma de terapia que combina enfoques cognitivos y conductuales para mejorar la concentración y el comportamiento de aprendizaje.

Métodos de Priorización

Métodos como la matriz de Eisenhower ayudan a clasificar las tareas según su importancia y urgencia, dirigiendo así la concentración hacia lo esencial.

Opciones de Asiento Flexibles

Sentarse de manera dinámica y tener opciones de movimiento pueden influir positivamente en la concentración y atención, especialmente en personas con TDAH.

Regulación Emocional

La capacidad de reconocer, entender y gestionar las emociones es importante para la concentración y el comportamiento de aprendizaje.

Relación Señal-Ruido

La relación entre la información relevante (señal) y las influencias perturbadoras (ruido). Una buena relación señal-ruido es importante para la concentración.

Organización del Espacio de Trabajo para la Concentración

Configuración óptima del espacio de trabajo para el aprendizaje con TDAH.

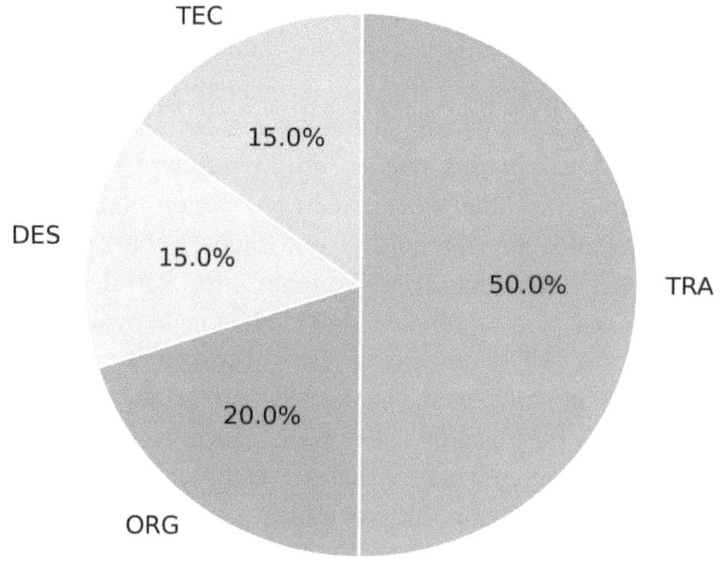

DES: Zona de Descanso/Pausa (Asientos cómodos)

TEC: Zona de Tecnología (Ordenador, teléfono - solo para descansos)

ORG: Organización y Almacenamiento (Estantes, cajones)

TRA: Área de Trabajo Enfocado (Escritorio, materiales de aprendizaje)

Un espacio de trabajo bien organizado es crucial para las personas con TDAH. Este gráfico destaca la importancia de minimizar las distracciones dedicando una mayor parte del espacio de trabajo al trabajo enfocado y a los materiales de aprendizaje, manteniendo al mismo tiempo otras áreas como la tecnología y las zonas de relajación más pequeñas y claramente definidas. Esta división promueve la concentración y ayuda a mantener un entorno de aprendizaje productivo.

Utilizar de forma óptima la atención

Gestionar eficazmente los períodos de atención: Aprovechar al máximo la capacidad de concentración requiere comprender la curva de atención individual. En lugar de luchar contra las fluctuaciones naturales de la atención, las fases de aprendizaje deben adaptarse a la "A-span" individual [s5]. Esto significa diseñar bloques de aprendizaje que correspondan al tiempo máximo en el que es posible trabajar de manera concentrada. Después de una fase intensa, debe seguir una breve pausa para recargar la energía mental. Estas pausas pueden utilizarse, entre otras cosas, para moverse, relajarse o cambiar de ambiente. Al dividir conscientemente el tiempo en intervalos de aprendizaje enfocados y breves períodos de descanso, se puede aumentar el rendimiento a lo largo del día. Además, el diseño universal para el aprendizaje (UDL) puede ayudar a optimizar la atención [s6]. UDL considera las necesidades de aprendizaje individuales a través de formas de presentación de información flexibles, incluyendo métodos de aprendizaje visuales, auditivos o cinestésicos. La inclusión de opciones y la promoción de la autoregulación fortalecen la motivación y el compromiso, lo que es especialmente beneficioso para las personas con TDAH [s6]. La combinación de los principios de UDL con una gestión del tiempo adaptada individualmente, basada en la A-span personal, ofrece una estrategia integral para mejorar la capacidad de concentración y el éxito en el aprendizaje.

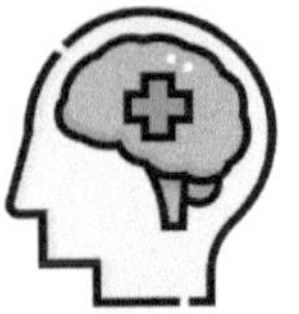

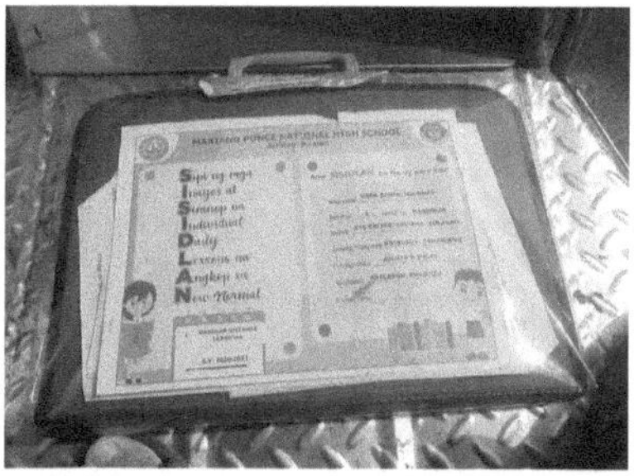

Métodos de aprendizaje [i2]

Bueno saber

Autoregulación

La autoregulación en el contexto del aprendizaje significa controlar y gestionar las propias emociones, pensamientos y comportamientos para alcanzar los objetivos de aprendizaje de manera efectiva. Para las personas con TDAH, el desarrollo de estrategias de autoregulación es especialmente importante para mejorar la concentración y minimizar las distracciones.

Métodos de aprendizaje cinestésicos

Los métodos de aprendizaje cinestésicos incorporan movimiento y actividad física en el proceso de aprendizaje. Ejercicios prácticos, juegos de rol o experimentos pueden ayudar a las personas con TDAH a procesar mejor la información y retenerla en la memoria.

Atención

La atención describe la duración de tiempo en la que se puede concentrar en una tarea. En personas con TDAH, esta suele ser más corta, lo que requiere estrategias específicas para optimizar las fases de aprendizaje, como la división en intervalos de aprendizaje cortos y enfocados con pausas regulares.

Niveles de enfoque a lo largo del tiempo

Patrón típico de fluctuación del enfoque en el TDAH.

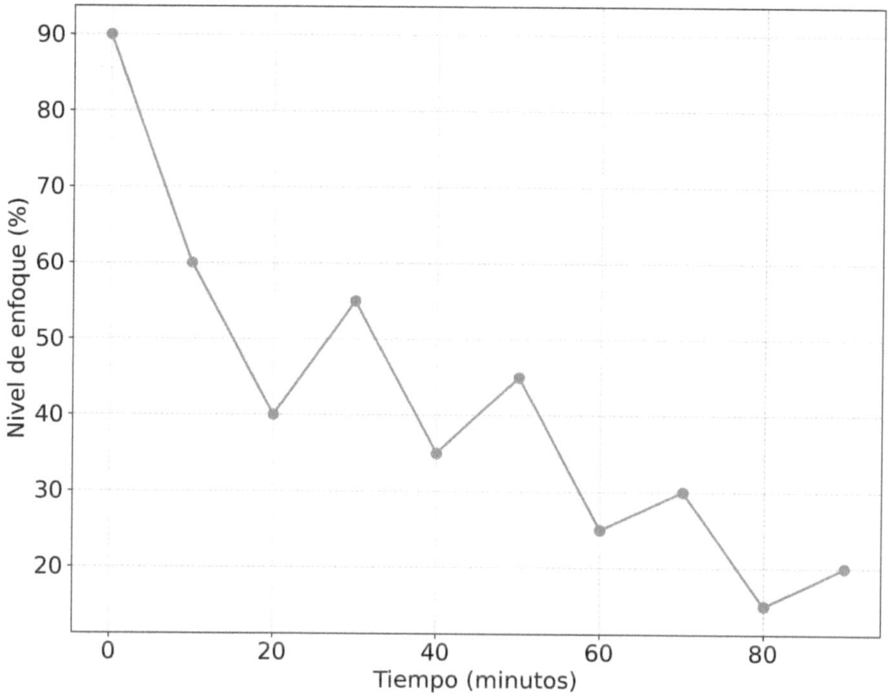

Este gráfico ilustra el desafío común de mantener el enfoque a lo largo del tiempo para las personas con TDAH. Vemos un enfoque inicial alto seguido por una rápida disminución y períodos fluctuantes posteriores de enfoque relativo y distracción. Esto subraya la importancia de estrategias como descansos frecuentes y cambios de tareas para gestionar la atención de manera eficaz.

Minimizar las fuentes de distracción

Gestionar las distracciones de manera efectiva: Para aprender de forma concentrada y productiva, es esencial tener control sobre el propio entorno. Esto se refiere tanto a los factores externos de distracción como a las distracciones internas. Comience por diseñar su espacio de trabajo: un escritorio ordenado, libre de objetos innecesarios, fomenta el enfoque. Quite todo lo que pueda atraer su atención, como decoraciones innecesarias, el teléfono inteligente o ventanas del navegador abiertas con redes sociales. La elección del lugar de estudio adecuado también contribuye a la capacidad de concentración. Una habitación tranquila con suficiente luz y una temperatura agradable es ideal. Los ruidos de fondo se pueden minimizar con tapones para los oídos o auriculares con cancelación de ruido.

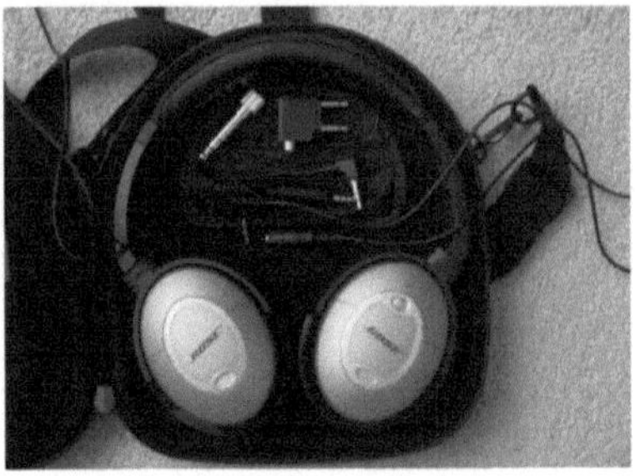

Auriculares con cancelación de ruido [i3]

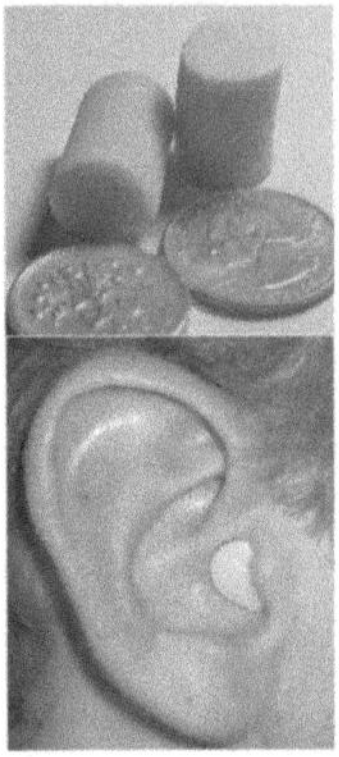

Tapones para los oídos [i4]

Algunas personas encuentran que la música instrumental suave favorece la concentración, mientras que otras prefieren el silencio absoluto. Descubra qué funciona mejor para usted. Además del entorno externo, los factores internos también juegan un papel importante. Pensamientos, preocupaciones o tareas pendientes que rondan la mente pueden perturbar significativamente la concentración. Un método comprobado para minimizar estas distracciones internas es escribir. Anote todos los pensamientos que le impiden estudiar en un papel. Esto le dará la sensación de haber "archivado" esos pensamientos y le

permitirá concentrarse nuevamente en el contenido de aprendizaje. De manera similar al reencuadre, donde se reevalúan los desafíos y se reconocen las fortalezas [s7], escribir pensamientos distractores puede llevar a una mejor autopercepción y aceptación de los propios procesos de pensamiento. Al abordar conscientemente los factores de distracción internos y externos, establece la base para un aprendizaje enfocado y efectivo.

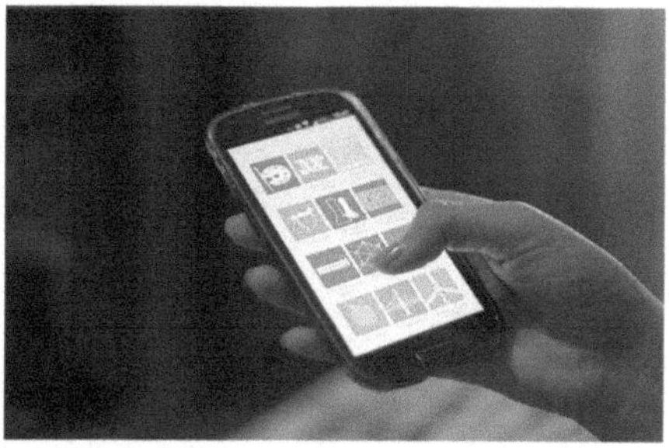

Smartphone [i5]

Bueno saber

Auriculares con cancelación de ruido

Los auriculares con cancelación de ruido pueden reducir activamente los ruidos ambientales y crear una atmósfera de aprendizaje más tranquila, lo que puede ser especialmente útil para las personas con TDAH para mejorar la concentración.

Reencuadre

El reencuadre es una técnica cognitiva en la que los patrones de pensamiento negativos se transforman en positivos. En el contexto del TDAH y el aprendizaje, el reencuadre puede ayudar a ver los desafíos de aprendizaje como oportunidades y aumentar la motivación.

Distracciones comunes

Prevalencia de distracciones comunes al estudiar.

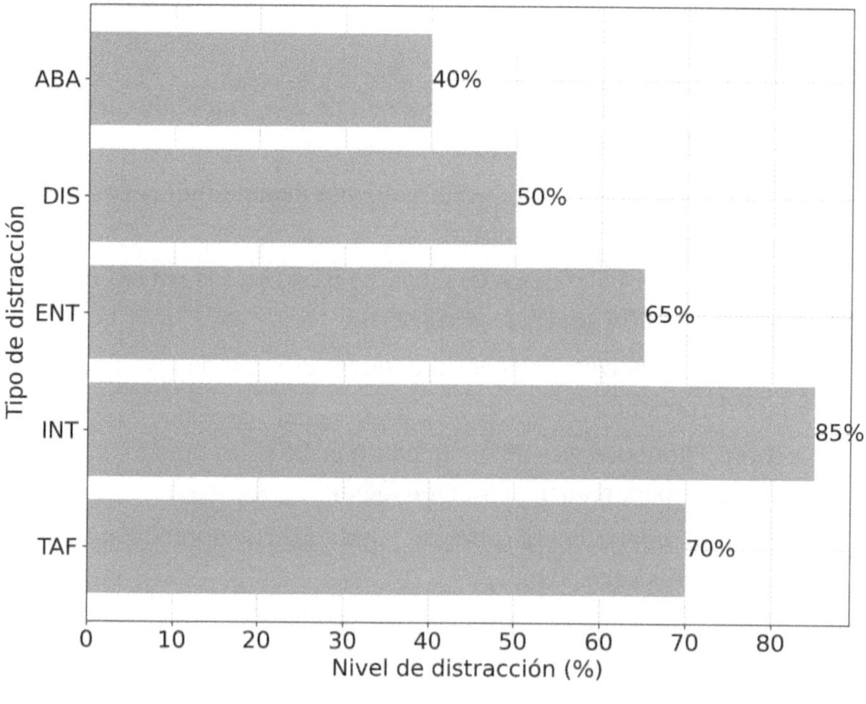

ABA: Aburrimiento/Fatiga

DIS: Dispositivos digitales

ENT: Entorno

INT: Pensamientos internos

TAF: Multitarea

El gráfico destaca que las distracciones digitales, como las redes sociales y las notificaciones, plantean un reto importante para la concentración, seguidas de factores ambientales como el ruido y el desorden. Las distracciones internas, como soñar despierto y la ansiedad, también desempeñan un papel importante, lo que indica la necesidad de estrategias para gestionar las interrupciones tanto externas como internas.

Consejos concretos

- Vincule sus unidades de aprendizaje con emociones positivas eligiendo lugares de estudio que asocie con buenos recuerdos.
- Aproveche el poder de la imaginación: imagínese aprendiendo con éxito y alcanzando sus objetivos.
- Varíe sus métodos de aprendizaje regularmente para estimular su concentración con nuevos impulsos.
- Desarrolle un símbolo o ritual personal de concentración que active antes de cada unidad de aprendizaje.
- Entrene su capacidad de concentración de manera lúdica con ejercicios de lógica o memoria.
- Incorpore breves ejercicios de atención plena en sus pausas de estudio para enfocar sus pensamientos.
- Utilice un temporizador para estructurar sus fases de aprendizaje y reducir la presión.
- Recompénsese después de completar con éxito las unidades de aprendizaje para aumentar su motivación.
- Reflexione regularmente sobre sus estrategias de aprendizaje y ajústelas a sus necesidades.
- Comparta con otros estudiantes sobre técnicas de concentración y aprenda unos de otros.
- Explore diferentes técnicas de respiración para mejorar su concentración y bienestar.
- Utilice la naturaleza como fuente de inspiración y estudie al aire libre, si es posible.
- Visualice su material de estudio creando mapas mentales o bocetos.

1. 2 Técnicas de aprendizaje efectivas

Las técnicas de aprendizaje efectivas son fundamentales para un aprendizaje exitoso, especialmente con TDAH. Desafíos como las dificultades de concentración y la gestión ineficiente de la información afectan significativamente el proceso de aprendizaje. Esta sección destaca estrategias prácticas que están específicamente diseñadas para las necesidades de las personas con TDAH. Desde la utilización óptima de múltiples sentidos hasta la estructuración del material de estudio y la integración de pausas activas, aquí se establecen las bases para un aprendizaje concentrado y sostenible. Descubra a continuación cómo puede maximizar el éxito del aprendizaje y fomentar el placer por aprender mediante el uso de técnicas de aprendizaje adecuadas.

Para un aprendizaje efectivo, especialmente con TDAH, se deben combinar métodos multisensoriales, contenido de aprendizaje en porciones y pausas de movimiento regulares.

Utilizar el aprendizaje multicanal

El aprendizaje multicanal, también conocido como aprendizaje multisensorial, utiliza varios sentidos simultáneamente para captar y procesar información. Esto mejora la capacidad de aprendizaje y retención en comparación con el aprendizaje que involucra solo un sentido. [s8] Los estímulos audiovisuales presentados simultáneamente mejoran la percepción y la memoria. [s8] Así, por ejemplo, escuchar una palabra (auditivo) y ver la imagen correspondiente (visual) puede hacer que el proceso de aprendizaje sea más efectivo. Las experiencias táctiles, como tocar un objeto, también mejoran el aprendizaje de nuevas palabras, especialmente en combinación con estímulos visuales. [s9] Cuantos más sentidos estén involucrados en el aprendizaje, más firmemente se anclan las informaciones en la memoria y más fácil es la recuperación posterior. [s9] [s10] Incluso cuando solo se activa un solo sentido durante la recuperación, el rendimiento de la memoria se beneficia de un entrenamiento multisensorial previo. [s10] La educación multisensorial integra métodos visuales, auditivos, kinestésicos y táctiles para optimizar la interacción con el entorno de aprendizaje. [s11] Un enfoque flexible y multisensorischer puede tener en cuenta las preferencias de aprendizaje individuales y transmitir conceptos de manera más efectiva mediante el uso de señales sensoriales específicas. [s11] La integración de tecnologías multisensoriales en la enseñanza debe basarse en las necesidades pedagógicas de los docentes y considerar los hallazgos científicos. [s11] Un enfoque de diseño iterativo es importante para la integración exitosa, donde los resultados de aprendizaje deben ser evaluados regularmente. [s11] El papel del docente como mediador sigue siendo central. [s11] La integración multisensorial maximiza el uso de la información disponible en el cerebro. [s12] El desarrollo de esta habilidad es dependiente de la experiencia y ocurre principalmente en

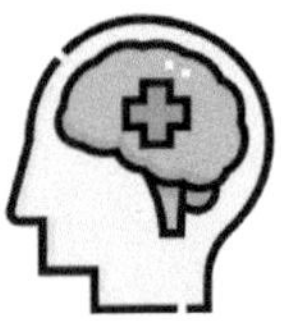

la fase postnatal temprana, donde las experiencias cruzadas son necesarias para optimizar los circuitos neuronales. [s12]

Bueno saber

Aprendizaje multisensorial

Al involucrar varios sentidos (por ejemplo, escuchar, ver, tocar), los contenidos de aprendizaje se retienen mejor, lo que puede ser especialmente útil para personas con TDAH, ya que la capacidad de atención a menudo es limitada. Activar diferentes canales de aprendizaje puede fomentar la concentración y hacer que el aprendizaje sea más efectivo.

Aprendizaje multisensorial

El aprendizaje simultáneo con varios sentidos puede mejorar la retención y aumentar la motivación. Para las personas con TDAH, esto puede ser especialmente ventajoso, ya que ayuda a enfocar mejor la atención y almacenar información a largo plazo.

Aprendizaje multisensorial

La combinación de métodos de aprendizaje visuales, auditivos y kinestésicos puede aumentar la atención y el compromiso durante el aprendizaje. Especialmente en el caso del TDAH, donde la concentración a menudo representa un desafío, el aprendizaje multisensorial puede contribuir a hacer el proceso de aprendizaje más efectivo y placentero.

Distribución del Aprendizaje Multisensorial

Distribución ideal de los canales de aprendizaje para un estudio eficaz, especialmente beneficioso para personas con TDAH.

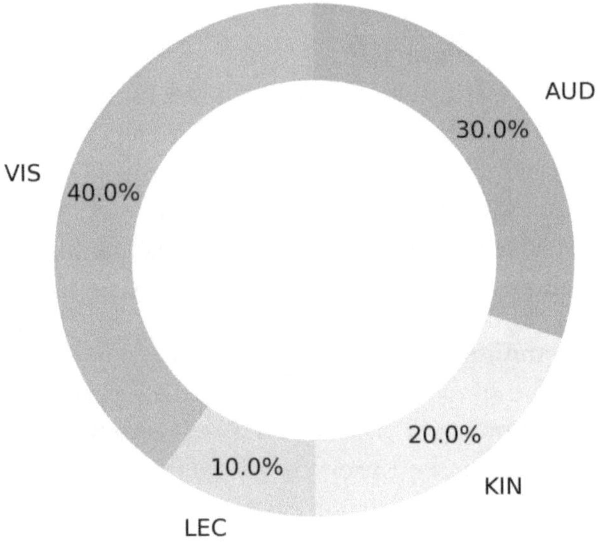

AUD: Auditivo (Conferencias, debates, grabaciones)

KIN: Kinestésico (Actividades prácticas, experimentos)

LEC: Lectura/Escritura (Notas, resúmenes, libros de texto)

VIS: Visual (Imágenes, diagramas, videos)

Este gráfico visualiza un enfoque equilibrado del aprendizaje mediante la incorporación de múltiples sentidos. La mayor parte enfatiza el aprendizaje visual, lo que refleja su importancia en la comprensión y la memoria. El aprendizaje auditivo juega un papel importante, ya que ayuda a procesar la información a través de conferencias o debates. El aprendizaje kinestésico, aunque más pequeño, es crucial para la participación activa y la aplicación del conocimiento, especialmente para aquellos con TDAH que se benefician de las experiencias prácticas. Finalmente, la lectura/escritura, aunque es un segmento más pequeño, sigue siendo esencial para consolidar la información y expresar la comprensión.

Porcionar el material de aprendizaje

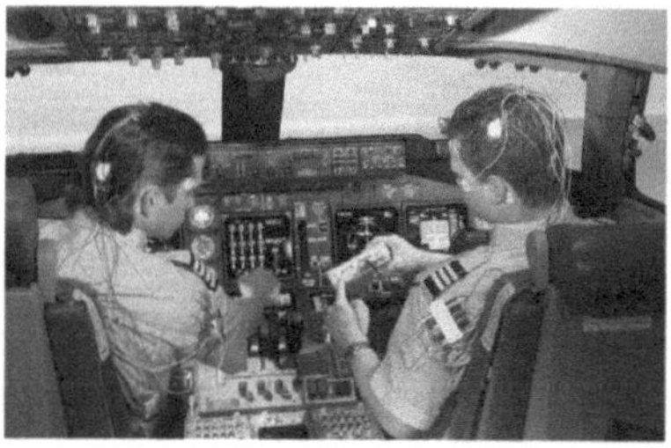

Sobrecarga cognitiva [i6]

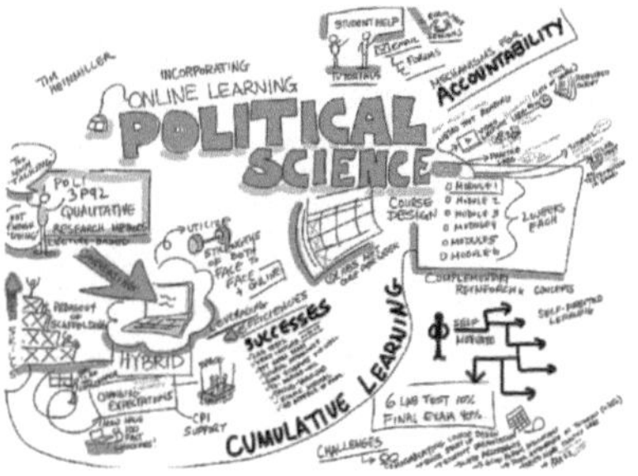

Andamiaje [i7]

Porcionar el material de aprendizaje en pequeñas unidades optimiza el proceso de aprendizaje, especialmente para personas con TDAH. En lugar de intentar abordar grandes cantidades de material de una vez, el contenido debe dividirse en secciones manejables. [s13] Esta segmentación reduce el esfuerzo cognitivo y fomenta la concentración. [s14] Al igual que en la *<u>Enseñanza en porciones</u>* (BST), centrarse en unidades de aprendizaje compactas acorta el tiempo de estudio y aumenta la participación activa. [s14] Las breves y intensas sesiones de aprendizaje son más efectivas que largas sesiones sin concentración. Dividir tareas complejas en pasos más pequeños y manejables facilita la comprensión y motiva a través de logros tempranos. [s13] Por ejemplo, un capítulo de un libro de texto puede dividirse en secciones individuales que se abordan por separado. Después de cada sección, se toma un breve descanso antes de abordar la siguiente. La estructuración del material de aprendizaje mediante *Chunking*, es decir, agrupar información en unidades significativas, alivia la memoria de trabajo y facilita el almacenamiento en la memoria a largo plazo. [s15] Al reducir la carga cognitiva extrínseca, es decir, el esfuerzo dedicado a la mera procesamiento de información, se liberan más recursos para la conexión y comprensión del contenido de aprendizaje (<u>carga cognitiva germana</u>). [s15] El uso de ayudas de aprendizaje como *<u>Andamiaje</u>*, donde el material se presenta en unidades secuenciales con creciente complejidad, apoya adicionalmente el proceso de aprendizaje. [s16] La aproximación gradual al material de aprendizaje permite una mayor profundización en los contenidos y fomenta el pensamiento crítico. [s16] A través de la práctica específica de los pasos individuales, se consolida lo aprendido y se establece la base para el siguiente paso de aprendizaje. [s13] La combinación de material de aprendizaje porcionado, *Chunking* y *Andamiaje* maximiza la eficiencia del aprendizaje y minimiza la sobrecarga cognitiva.

Bueno saber

Andamiaje

Un método de aprendizaje que apoya a los estudiantes mediante estructuras de soporte al aprender nuevos conceptos. Similar a un andamio utilizado en la construcción de una casa, el andamiaje proporciona ayudas temporales que se retiran gradualmente a medida que el estudiante se vuelve más seguro. En el contexto del TDAH, el andamiaje puede fomentar la autonomía y la confianza en el aprendizaje.

Carga cognitiva germana

Describe el esfuerzo mental necesario para entender, procesar e integrar nueva información. A diferencia de la carga cognitiva extrínseca, la carga cognitiva germana es deseable, ya que contribuye al aprendizaje y la comprensión. Las técnicas de aprendizaje que reducen la carga extrínseca crean más capacidad para la carga cognitiva germana y, por lo tanto, fomentan un aprendizaje más profundo.

Enseñanza en porciones

Un método de enseñanza en el que el material de aprendizaje se divide en pequeñas unidades fácilmente digeribles para fomentar la concentración y el compromiso. Esto es especialmente útil para las personas con TDAH, ya que reduce la sobrecarga cognitiva y permite logros más rápidos.

Impacto de la duración de la sesión de estudio

Enfoque y retención vs. Tiempo

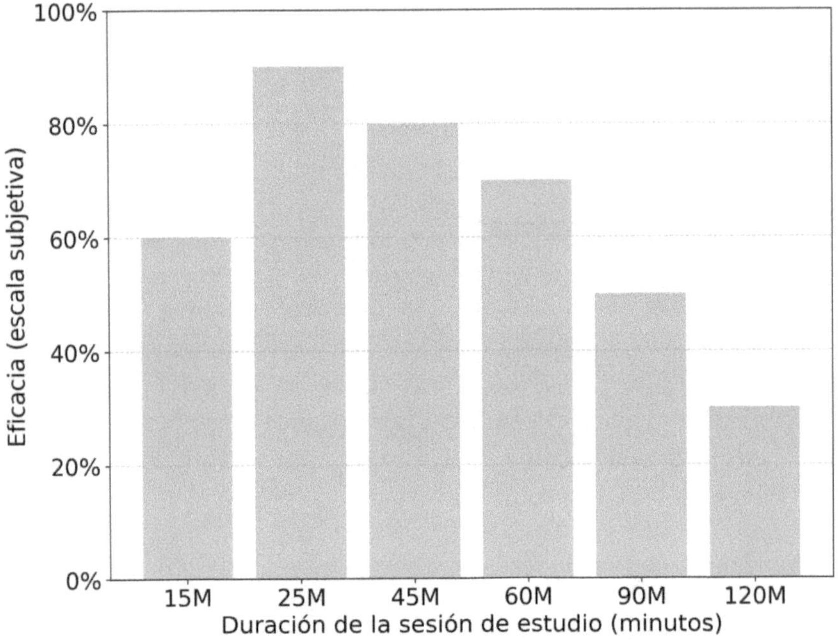

120M: 120 Minutos
15M: 15 Minutos
25M: 25 Minutos
45M: 45 Minutos
60M: 60 Minutos
90M: 90 Minutos

Las sesiones de estudio más cortas y frecuentes generalmente conducen a un mejor enfoque y retención de información que las sesiones más largas y menos frecuentes. Si bien las sesiones de estudio maratónicas pueden parecer productivas, pueden provocar agotamiento y una menor eficacia del aprendizaje debido a la disminución del período de atención. Los datos sugieren que las sesiones de entre 25 y 45 minutos son óptimas, seguidas de un breve descanso para la consolidación y el descanso.

Integrar pausas con movimiento

Las pausas activas fomentan la capacidad cognitiva y tienen un efecto positivo en la concentración y los procesos de aprendizaje, especialmente en personas con TDAH. [s17] Las sesiones de ejercicio regular de corta duración, de aproximadamente 5 a 20 minutos, han demostrado aumentar funciones ejecutivas como la planificación, la memoria de trabajo y el control de impulsos. [s18] En lugar de largas pausas pasivas, en las que el cuerpo permanece inactivo, se deben integrar pausas activas. Estas breves fases de actividad se pueden incorporar fácilmente en la rutina de aprendizaje y requieren poca preparación adicional. [s17] Pequeños cambios, como juegos de movimiento cortos, ejercicios de estiramiento o una caminata rápida, pueden mejorar el estado de ánimo, la motivación y la autoconfianza. [s18] Además, la combinación de movimiento con contenidos de aprendizaje, como recitar vocabulario durante una caminata, puede aumentar la efectividad de la pausa activa. [s18] Las pausas activas no solo contribuyen a mejorar la condición física, sino que también fomentan la motivación para la actividad física en general, lo que a largo plazo tiene un efecto positivo en la salud y el comportamiento de aprendizaje. [s19] Las pausas activas también aumentan el compromiso y la sensación de autoeficacia – la creencia de que se pueden alcanzar objetivos propios a través de acciones. [s19] Al integrar el movimiento en el proceso de aprendizaje, se mejora la capacidad de concentración y se establece la base para un aprendizaje efectivo.

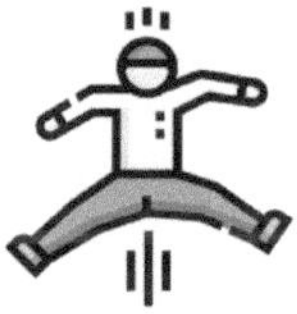

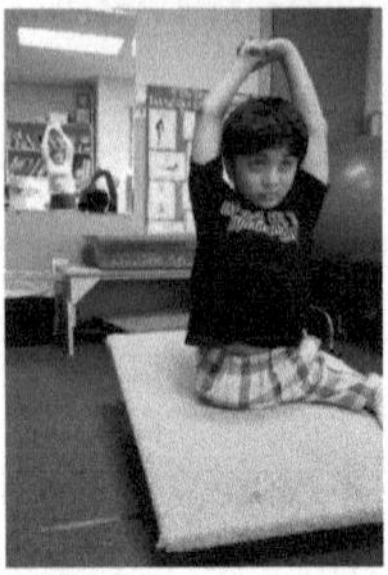

Ejercicios de estiramiento [i8]

Bueno saber

Capacidad cognitiva

Se refiere a la capacidad del cerebro para procesar, almacenar y recuperar información. Para un aprendizaje efectivo con TDAH, es importante una capacidad cognitiva bien funcional, ya que forma la base para la atención, la concentración y la retención de información. A través de estrategias específicas, como pausas activas o ejercicios de atención plena, se puede entrenar y mejorar la capacidad cognitiva.

Sensación de autoeficacia

Es la propia creencia en la capacidad de manejar tareas y desafíos con éxito. Una fuerte sensación de autoeficacia es especialmente importante para las personas con TDAH, ya que fomenta la motivación para aprender y la perseverancia ante las dificultades. Los logros, la retroalimentación positiva y la fijación de objetivos realistas fortalecen la sensación de autoeficacia.

Impacto de los descansos en el rendimiento

Frecuencia óptima de descansos para mejorar el rendimiento del aprendizaje.

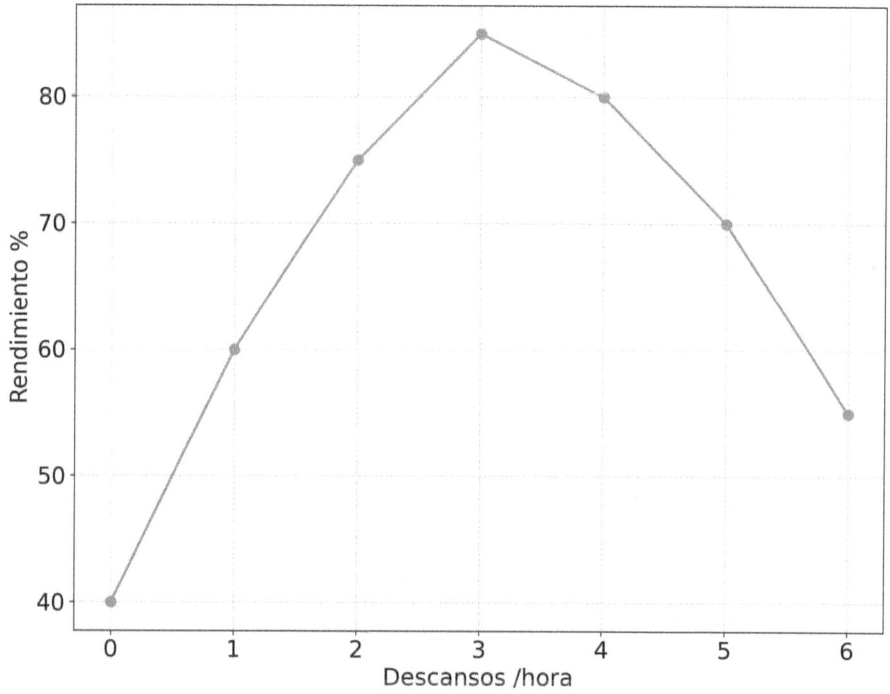

Este gráfico ilustra la relación en forma de U invertida entre la frecuencia de los descansos y el rendimiento. Muy pocos descansos conducen al agotamiento y a la reducción del rendimiento debido a la fatiga. Demasiados descansos interrumpen la concentración y dificultan la dedicación sostenida al material, lo que también reduce el rendimiento. La frecuencia óptima de los descansos permite un descanso suficiente y una renovación cognitiva sin interrumpir significativamente el flujo de aprendizaje, maximizando el rendimiento general.

Consejos concretos

- Transforma tu material de estudio en una canción de rap o un poema para memorizarlo mejor.
- Explica el material de estudio a un público imaginario o a un peluche, como si fueras un profesor.
- Muévete rítmicamente mientras estudias, por ejemplo, balanceándote o caminando, para fomentar tu concentración.
- Crea un cartel de aprendizaje con la información más importante y cuélgalo en un lugar destacado.
- Conecta el material de estudio con una historia para hacerlo más vívido y memorable.
- Incorpora el material de estudio en un juego de roles para procesarlo y profundizar activamente.
- Utiliza objetos cotidianos para ilustrar y hacer comprensibles conceptos abstractos.
- Desarrolla tu propio juego de aprendizaje para repasar y consolidar el material de manera lúdica.
- Usa diferentes colores para resaltar información importante y clarificar la estructura del material de estudio.
- Estudia con todos los sentidos: huele una fragancia que te recuerde al material de estudio o escucha música adecuada.
- Crea un mapa de aprendizaje donde visualices tu progreso y establezcas tus objetivos.

1. 3 Autoorganización

La autoorganización es fundamental para el aprendizaje exitoso con TDAH. Un horario diario estructurado, tiempos de estudio establecidos y materiales de trabajo ordenados minimizan las distracciones y fomentan la concentración. Sin embargo, su implementación presenta desafíos específicos. Requiere estrategias individuales que se adapten a las necesidades de quienes padecen TDAH. Descubra a continuación cómo superar estos desafíos y crear un entorno de aprendizaje efectivo.

La autoorganización no es un sistema rígido, sino un proceso flexible que se optimiza mediante la reflexión regular y la adaptación a las necesidades individuales.

Estructurar la rutina diaria

Un horario estructurado ofrece a las personas con TDAH más orientación y reduce el estrés [s20]. En lugar de reaccionar a los eventos, un día planificado permite actuar de manera proactiva. Comportamientos regulares y recurrentes fomentan la organización y son apoyados por rutinas [s20]. Así, un horario fijo para dormir, comer y trabajar puede evitar que el día transcurra de manera desorganizada. Un ritual matutino puede consistir, por ejemplo, en levantarse inmediatamente después de que suene el despertador, beber un vaso de agua y hacer 15 minutos de yoga. Esto crea tiempo y energía mental para el resto del día [s21]. Sistemas de planificación como calendarios y planes escritos ayudan a gestionar tareas y objetivos en diferentes áreas de la vida [s21]. También, calendarios digitales con función de recordatorio pueden ofrecer un valioso apoyo. Establecer prioridades es importante para identificar y abordar tareas urgentes de manera eficiente [s21]. Listas de verificación y aplicaciones ayudan a completar las tareas planificadas a tiempo [s21]. La comunicación entre padres y escuela sobre el progreso del niño es crucial para optimizar el rendimiento escolar [s22]. Además, intervenciones conductuales en el aula pueden fomentar la atención [s22]. Las terapias cognitivo-conductuales mejoran la organización y las habilidades de aprendizaje [s22]. La gestión del

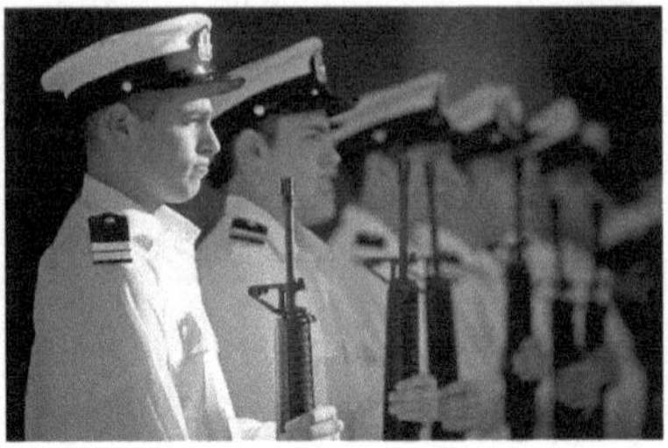

Disciplina [i9]

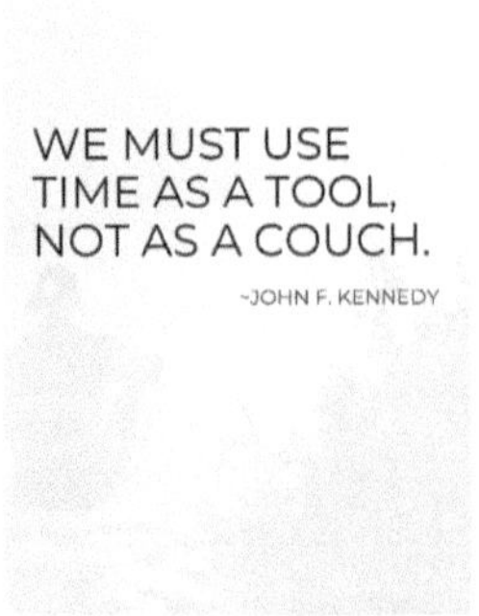

Gestión del tiempo [i10]

tiempo y la planificación del día mejoran la autopercepción y la capacidad de priorización [s20]. Los profesionales pueden ayudar a desarrollar habilidades efectivas de gestión del tiempo y a aprender disciplina para mantener las actividades planificadas a pesar de las distracciones [s20].

Bueno saber

Intervenciones Conductuales

Las intervenciones conductuales son medidas específicas que buscan reducir comportamientos no deseados y fomentar comportamientos deseados. En el contexto del TDAH, pueden ayudar a mejorar la atención, el control de impulsos y la autorregulación.

Gestión del Tiempo

La gestión del tiempo abarca todas las técnicas y estrategias que sirven para planificar y utilizar el tiempo de manera efectiva. Para las personas con TDAH, una buena gestión del tiempo es especialmente importante para manejar tareas, cumplir con plazos y evitar la procrastinación.

Terapia Cognitivo-Conductual

Las terapias cognitivo-conductuales (TCC) son procedimientos psicoterapéuticos que buscan cambiar patrones de pensamiento y comportamientos negativos. En el caso del TDAH, la TCC puede ayudar a mejorar la autoorganización, la gestión del tiempo y el manejo de las emociones.

Prioridades

Establecer prioridades significa organizar las tareas según su importancia y urgencia. Esto ayuda a las personas con TDAH a concentrarse en lo esencial y no perderse en detalles irrelevantes, lo que mejora la organización y el éxito en el aprendizaje.

Ejemplo de Horario Diario Estructurado (TDAH)

Asignación de tiempo ejemplar para un estudiante con TDAH.

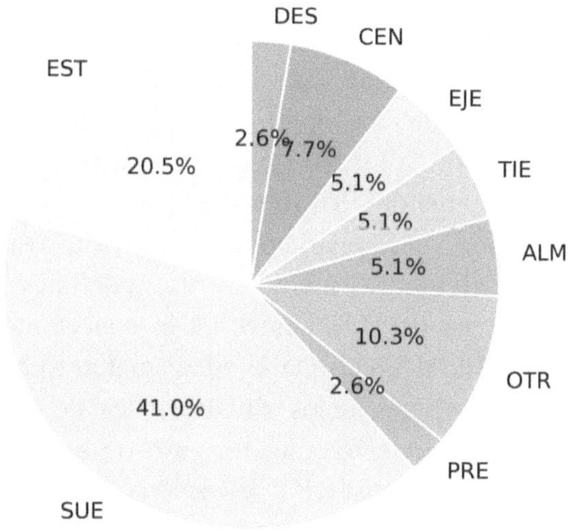

ALM: Almuerzo y Descanso (1h)

DES: Descanso (30min)

EST: Sesión de Estudio 1 (1h)

PRE: Prepararse para Dormir/Relajarse (30min)

TIE: Tiempo Libre/Ocio (1h)

CEN: Cena y Relax (1.5h)

EJE: Ejercicio/Tiempo Libre (1h)

OTR: Otros/Desplazamientos/Recados (2h)

SUE: Sueño (8h)

Este gráfico visualiza un horario diario equilibrado que prioriza las sesiones de trabajo enfocadas, los descansos y el tiempo para actividades esenciales como dormir, comer y hacer ejercicio. Los tiempos de descanso dedicados son cruciales para mantener la concentración y prevenir el agotamiento, especialmente para las personas con TDAH. Distribuir el aprendizaje en múltiples sesiones más cortas, intercaladas con descansos, puede mejorar la retención de información y reducir la fatiga mental. Priorizar el sueño y el ejercicio contribuye al bienestar general y la función cognitiva, lo que respalda el éxito académico. Este es un horario de muestra y las necesidades individuales pueden variar.

Establecer horarios de estudio

Diseñar horarios de estudio de manera efectiva requiere más que simplemente bloquear horas en el calendario. Es esencial integrar las necesidades individuales y los estilos de aprendizaje. En lugar de establecer franjas horarias rígidas, se recomienda un enfoque flexible que permita ajustes y fomente la motivación [s23]. Al igual que una rutina diaria estructurada crea calma y orientación, los horarios de estudio planificados pero adaptables ofrecen la estructura necesaria sin restringir la espontaneidad. Diferentes métodos y materiales de aprendizaje, adaptados a la forma del día, aumentan la concentración y el éxito en el aprendizaje [s23]. Al igual que el ritual matutino que inicia el día de manera positiva [s24], pequeños rituales antes de las fases de estudio pueden fomentar la concentración: un vaso de agua, algunos ejercicios de estiramiento o la preparación consciente de los materiales. Estas pequeñas acciones envían señales al cerebro sobre el inicio del tiempo de estudio y fomentan la focalización. Los sistemas de planificación, como calendarios o aplicaciones, ayudan a visualizar los horarios de estudio e integrarlos en la rutina diaria [s24]. Además, las listas de verificación ayudan a mantener un seguimiento de los objetivos de aprendizaje y los progresos [s25]. Materiales estructurados y un espacio de trabajo ordenado minimizan las distracciones y fomentan la concentración [s25]. La reflexión regular sobre los horarios de estudio – qué funcionó bien, qué no tanto – ayuda a optimizar el propio proceso de aprendizaje y a aprovechar la flexibilidad de la planificación [s23].

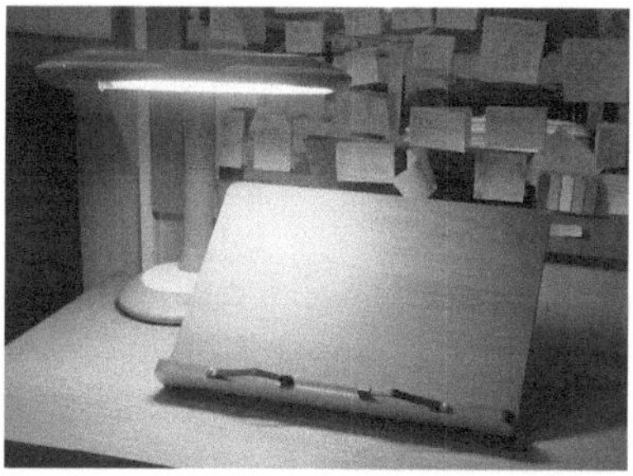

Espacio de trabajo/Lugar de estudio [i11]

Bueno saber

Flexibilidad

La flexibilidad en la planificación de horarios de estudio permite abordar la fluctuante concentración y motivación de las personas con TDAH y adaptar el proceso de aprendizaje de manera individual.

Listas de verificación

Las listas de verificación ayudan a descomponer los objetivos de aprendizaje en pasos más pequeños y manejables, y a seguir el progreso. Esto puede aumentar la motivación de las personas con TDAH y reducir la sensación de agobio.

Sistemas de planificación

Los sistemas de planificación como calendarios, listas de tareas o aplicaciones apoyan a las personas con TDAH a visualizar, estructurar e integrar los horarios de estudio en su vida diaria. Proporcionan orientación y ayudan a mantener el control.

Reflexión

La reflexión regular sobre los horarios de estudio ayuda a las personas con TDAH a comprender su proceso de aprendizaje, identificar estrategias exitosas y adaptar la planificación a sus necesidades individuales.

Horarios óptimos de aprendizaje

Horarios ideales de aprendizaje diario para estudiantes con TDAH.

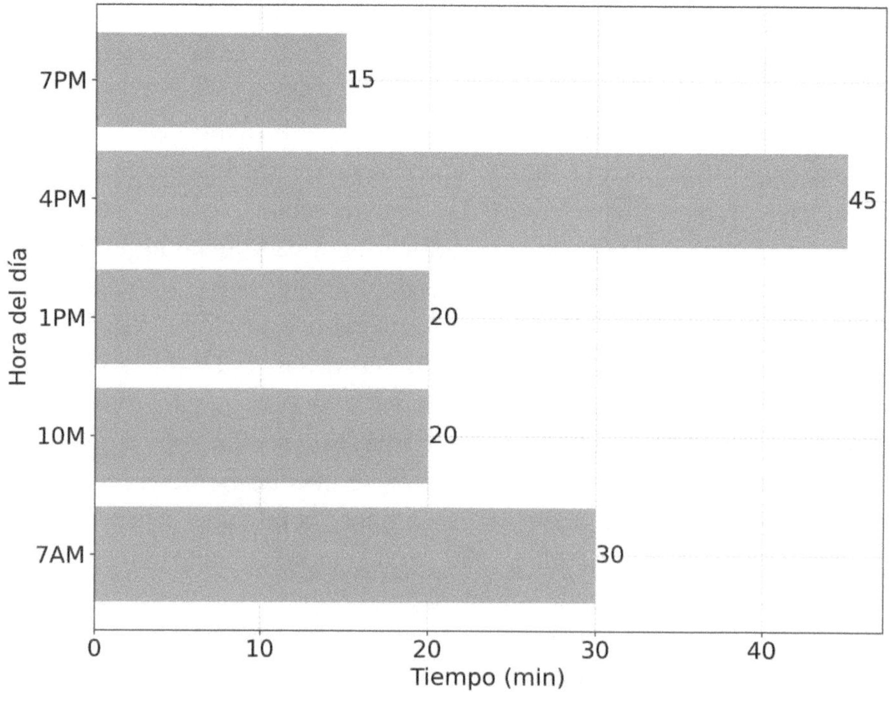

10M: 10:00 AM - 10:20 AM

1PM: 1:00 PM - 1:20 PM

4PM: 4:00 PM - 4:45 PM

7AM: 7:00 AM - 7:30 AM

7PM: 7:00 PM - 7:15 PM

El gráfico destaca la efectividad de las sesiones de aprendizaje cortas y enfocadas a lo largo del día, maximizando la concentración y minimizando la fatiga. Las sesiones de mañana temprano y de tarde son generalmente las más productivas, mientras que evitar los períodos de estudio prolongados resulta beneficioso.

Ordenar los materiales de trabajo

La organización de los materiales de trabajo es esencial para un aprendizaje exitoso, especialmente en el caso del TDAH. La organización sistemática de cuadernos, libros y documentos digitales reduce el tiempo de búsqueda y minimiza las distracciones. [s26] En lugar de perder tiempo valioso de aprendizaje buscando el bolígrafo o la hoja de trabajo correcta, un sistema ordenado permite el acceso directo a los materiales necesarios, promoviendo así la concentración. No se trata solo de un orden general, sino específicamente de la organización de los materiales para las tareas correspondientes. [s26] Un sistema efectivo puede incluir, por ejemplo, carpetas codificadas por colores para cada materia, en las que se archivan por separado las hojas de trabajo, notas y tareas. Esto facilita la recuperación de documentos y reduce la carga cognitiva, ya que la distinción visual simplifica la búsqueda. [s27] Dentro de las carpetas, se pueden utilizar separadores o divisores para una mayor subdivisión, por ejemplo, por áreas temáticas o cronológicamente por fecha. Los documentos digitales también se pueden estructurar: carpetas en la computadora o en servicios en la nube, nombradas según materias y proyectos, crean claridad. Al archivar documentos de manera consistente en su lugar designado, se evita la molesta búsqueda y se dirige la concentración hacia la tarea de aprendizaje real. Además, resumir textos y resaltar información importante puede facilitar la procesamiento cognitivo y hacer que el aprendizaje sea más eficiente. [s27] Al reducir la información redundante en resúmenes claros, se dirige el enfoque hacia los contenidos esenciales. Marcar puntos centrales con resaltadores o herramientas digitales de marcado facilita la revisión posterior y la preparación para exámenes. Así, un sistema de materiales bien organizado no solo apoya la concentración, sino también todo el proceso de aprendizaje.

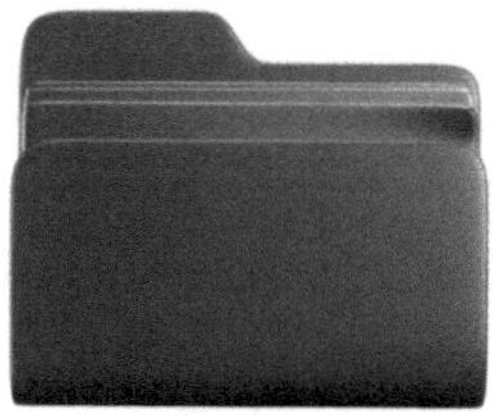

Carpeta [i12]

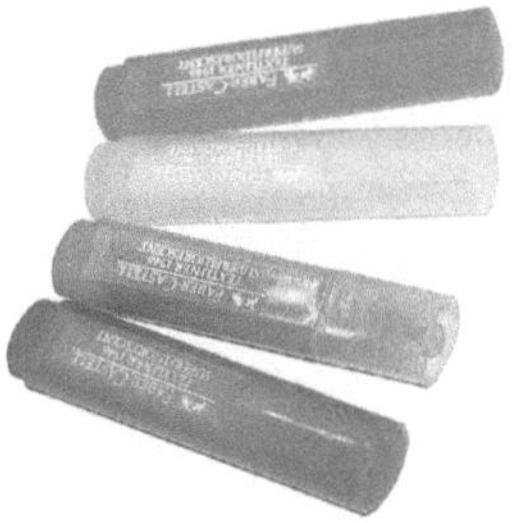

Marcador de texto [i13]

Bueno saber

Carga Cognitiva

En el TDAH, una alta carga cognitiva puede dificultar aún más la concentración y el aprendizaje. Un sistema bien organizado ayuda a reducir esta carga al minimizar el esfuerzo mental al buscar y clasificar información, liberando así más recursos para el aprendizaje real.

Procesamiento Cognitivo

El procesamiento cognitivo de la información es a menudo más difícil en el TDAH. A través de la estructuración y organización de los materiales de aprendizaje, se facilita el procesamiento y se hace el aprendizaje más efectivo.

Impacto del Material de Organización en el Aprendizaje con TDAH

Correlación entre el uso de material de organización y el éxito académico para estudiantes con TDAH.

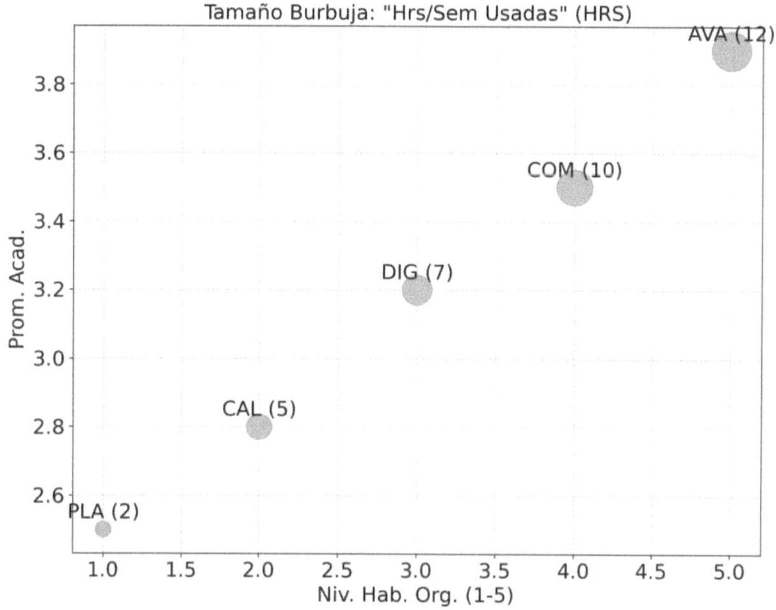

Blasengröße: Hrs/Sem Usadas (HRS)

AVA: Sistemas Avanzados

CAL: Uso del Calendario

COM: Métodos Combinados

DIG: Herramientas Digitales

PLA: Planificador Básico

El gráfico indica una fuerte correlación positiva entre el uso efectivo de materiales de organización y el éxito académico para estudiantes con TDAH. Los estudiantes que utilizan una variedad de estrategias y herramientas generalmente experimentan mejores resultados. Si bien las herramientas digitales son prometedoras, los métodos tradicionales siguen siendo relevantes y la combinación de enfoques puede producir los mejores resultados. El tamaño de las burbujas sugiere que la aplicación diaria y constante de métodos de organización tiene un mayor impacto que el uso esporádico, independientemente de las herramientas específicas empleadas.

Consejos concretos

- Conecte sus fases de aprendizaje con un lugar fijo para establecer rutinas de estudio consistentes.
- Diseñe su espacio de estudio de manera que estimule positivamente sus sentidos, por ejemplo, con aromas agradables o música relajante.
- Utilice la técnica Pomodoro: estudie de manera concentrada durante 25 minutos y luego tome un descanso de 5 minutos.
- Establezca un objetivo concreto para cada sesión de estudio que desee alcanzar, para fomentar su motivación.
- Lleve un diario de aprendizaje para registrar y analizar sus progresos, desafíos y descubrimientos.
- Identifique sus principales distracciones y desarrolle estrategias para evitarlas de manera efectiva.
- Experimente con diferentes entornos de estudio para descubrir dónde aprende mejor: biblioteca, café o parque.
- Planifique sus tiempos de estudio en los momentos del día en que su concentración sea más alta, por ejemplo, por la mañana o por la noche.
- Divida las tareas de aprendizaje complejas en pasos más pequeños y manejables para no sentirse abrumado.
- Utilice los fines de semana para planificar su semana de estudio y preparar los materiales necesarios.
- Cree una atmósfera propicia para el aprendizaje apagando su teléfono y minimizando ruidos molestos.

Revisión - 1. Estrategias de aprendizaje y concentración

La concentración y el aprendizaje efectivo son un desafío para todos, pero pueden representar un obstáculo especialmente para las personas con TDAH. La clave del éxito radica en comprender las propias necesidades y desarrollar estrategias de aprendizaje que estén individualmente adaptadas. Un aspecto importante es la creación de un entorno propicio para el aprendizaje. Esto no solo implica tener un escritorio ordenado, sino también minimizar conscientemente las distracciones, tanto los estímulos visuales y acústicos como los factores internos de perturbación, como los pensamientos recurrentes. Experimente con diferentes entornos: una habitación tranquila, auriculares con cancelación de ruido o música de fondo suave pueden ser útiles. También la colocación consciente de muebles y materiales de trabajo puede minimizar los estímulos táctiles no deseados y así fomentar la concentración. Si se distrae con pensamientos internos, intente anotarlos en un papel para "archivarlos" mentalmente.

Además del entorno externo, la estructuración del proceso de aprendizaje juega un papel decisivo. En lugar de intentar abarcar grandes cantidades de material de una vez, debería dividir el contenido en unidades más pequeñas y manejables. Estos "bocados de aprendizaje" son más fáciles de procesar y conducen más rápidamente a experiencias de éxito, lo que aumenta la motivación. Métodos como "chunking" y "scaffolding" pueden ayudarle a estructurar el contenido y reducir la carga cognitiva. "Chunking" significa agrupar información en unidades significativas, mientras que "scaffolding" presenta el contenido en unidades secuenciales con complejidad creciente. Además, debería planificar sus tiempos de estudio de manera flexible y adaptarlos a su atención individual. Fases de estudio cortas e intensas alternadas con pausas activas que incluyan movimiento y relajación son más efectivas que largas sesiones de estudio sin concentración.

La integración de métodos de aprendizaje multisensoriales puede mejorar aún más su capacidad de aprendizaje y memoria. Al involucrar diferentes sentidos como la vista, el oído y el tacto, la información se ancla más firmemente en la memoria. Por ejemplo, combine materiales de aprendizaje visual con explicaciones auditivas o incorpore elementos kinestésicos como juegos de rol o experimentos. Descubra qué combinaciones funcionan mejor para usted y no dude en probar diferentes métodos de aprendizaje. Un horario diario estructurado con rutinas fijas para dormir, comer y estudiar también puede ayudarle a mantener el control y reducir el estrés. Sistemas de planificación como calendarios, listas de tareas o aplicaciones le apoyan en el uso efectivo de su tiempo y en el establecimiento de prioridades.

La implementación de estas estrategias puede parecer desafiante al principio y requiere disciplina y perseverancia. Es importante establecer metas realistas y no desanimarse por los contratiempos. Reflexione regularmente sobre su proceso de aprendizaje y ajuste sus estrategias si es necesario. El intercambio con otros estudiantes, docentes o terapeutas puede ofrecerle apoyo y motivación adicionales. Con la combinación adecuada de estrategias de aprendizaje y un horario diario estructurado, puede mejorar su concentración y desarrollar todo su potencial de aprendizaje. Invierta en sus habilidades de aprendizaje: ¡vale la pena!

2. Vida escolar diaria

¿Cómo se desarrolla la vida escolar cuando la concentración y la atención son desafíos constantes? El aula se convierte para los niños con TDAH en una prueba diaria - entre la transmisión de contenido, la interacción social y las estrategias de aprendizaje personales. Una enseñanza exitosa requiere la colaboración de todos los involucrados y estructuras claras. Un concepto bien pensado puede marcar la diferencia entre la frustración y el éxito en el aprendizaje. Este capítulo presenta caminos concretos para que la vida escolar sea una experiencia positiva para todos los involucrados.

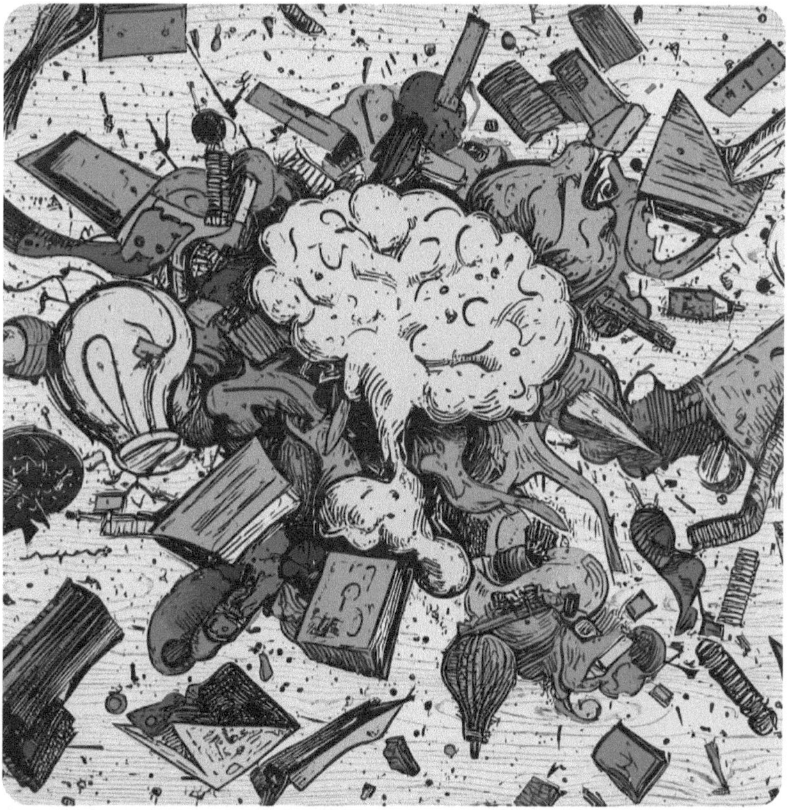

2. 1 Diseño de la clase

La organización de la enseñanza influye de manera decisiva en el éxito de aprendizaje de los estudiantes con TDAH. La elección óptima del lugar de asiento, técnicas efectivas de toma de notas y una organización estructurada de las tareas son factores centrales. Estas áreas presentan tanto oportunidades como desafíos para maestros y estudiantes. Desde la reducción de distracciones hasta la promoción de la concentración, la adecuada organización de la vida escolar allana el camino para un aprendizaje exitoso. A continuación, descubra estrategias y métodos concretos para fomentar al máximo el potencial de aprendizaje de los estudiantes con TDAH.

Una combinación de entornos de aprendizaje estructurados, estrategias de aprendizaje adaptadas e intervenciones individualizadas que consideran la edad, las necesidades y el contexto cultural del niño fomenta la concentración y el éxito académico de los estudiantes con TDAH.

Optimizar la elección del asiento

La elección óptima del asiento contribuye significativamente al éxito académico de los estudiantes con TDAH. Un lugar cerca del profesor minimiza las distracciones y fomenta la atención [s28]. Al mismo tiempo, la proximidad al profesor permite dar señales no verbales discretas que apoyan al niño sin interrumpir a toda la clase. La reducción de estímulos ambientales también contribuye a mejorar la concentración [s28]. Un asiento alejado de ventanas, puertas o áreas de alto tráfico en el aula disminuye las distracciones visuales y auditivas. Entre otros, los cubos de basura, acuarios o los asientos de compañeros especialmente activos pueden resultar distractores. La disposición de los asientos también influye en la concentración. Las disposiciones tradicionales en filas ofrecen más estructura en comparación con las mesas en grupo, lo que fomenta el enfoque [s28]. Esta estructura puede ayudar a los estudiantes con TDAH a concentrarse en la clase y a distraerse menos por sus compañeros. Además, el tamaño de la clase juega un papel en la efectividad de diferentes métodos de enseñanza [s29]. En clases más pequeñas, se pueden implementar de manera más efectiva las técnicas basadas en antecedentes, que se centran en la preparación previa a la clase [s29]. Estas técnicas pueden incluir, entre otras, la formulación clara de reglas y expectativas o la provisión de ayudas visuales. En

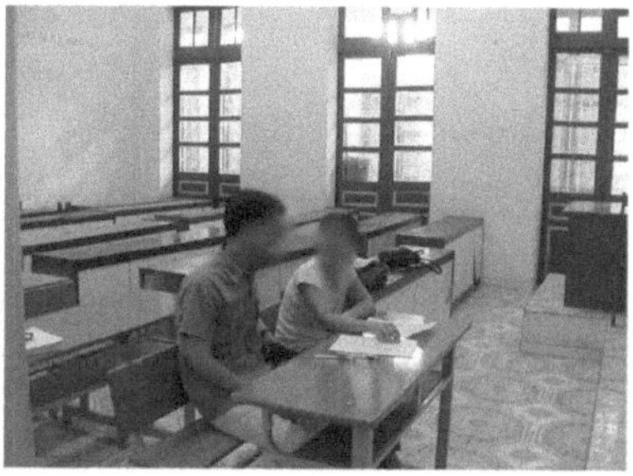

Aula [i14]

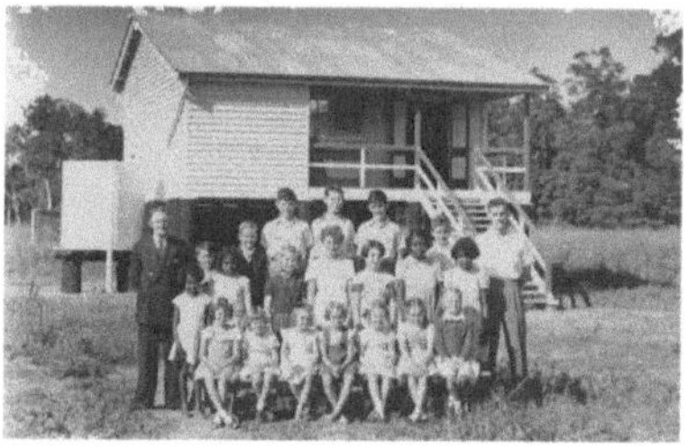

Disposición de los asientos [i15]

clases más grandes, en cambio, las técnicas basadas en consecuencias, que se enfocan en las consecuencias del comportamiento, suelen ser más exitosas [s29]. La combinación de una elección óptima del asiento y las intervenciones adecuadas, adaptadas al tamaño de la clase, puede mejorar significativamente el éxito académico de los estudiantes con TDAH [s29]. Considerar la edad del niño al elegir las intervenciones y el asiento optimiza aún más su efectividad [s29]. Un plan educativo individual o un plan de apoyo individual pueden ayudar a tener en cuenta las necesidades específicas del niño y a determinar la elección óptima del asiento [s30].

Bueno saber

Intervenciones

Las intervenciones en el contexto del TDAH y el aprendizaje se refieren a medidas y estrategias específicas que buscan adaptar el entorno de aprendizaje y los métodos de enseñanza a las necesidades específicas de los estudiantes con TDAH, para así permitirles alcanzar el mejor éxito académico posible. Estas pueden implementarse tanto en el aula como en el entorno doméstico.

Señales no verbales

Las señales no verbales, como un breve contacto visual o un gesto sutil del profesor, pueden ayudar a los estudiantes con TDAH a redirigir su atención hacia la clase sin exponerlos frente a sus compañeros. Esto puede ser especialmente útil en situaciones donde las reprimendas verbales podrían desestabilizar o distraer al estudiante.

Técnicas basadas en antecedentes

Las técnicas basadas en antecedentes tienen como objetivo reducir la probabilidad de comportamientos disruptivos en estudiantes con TDAH mediante medidas preventivas antes de la clase, como el establecimiento de reglas claras y rutinas o la provisión de horarios visuales, creando así un ambiente de aprendizaje positivo.

Asientos óptimos para estudiantes con TDAH

Eficacia del aprendizaje según la posición del asiento en el aula para estudiantes con TDAH.

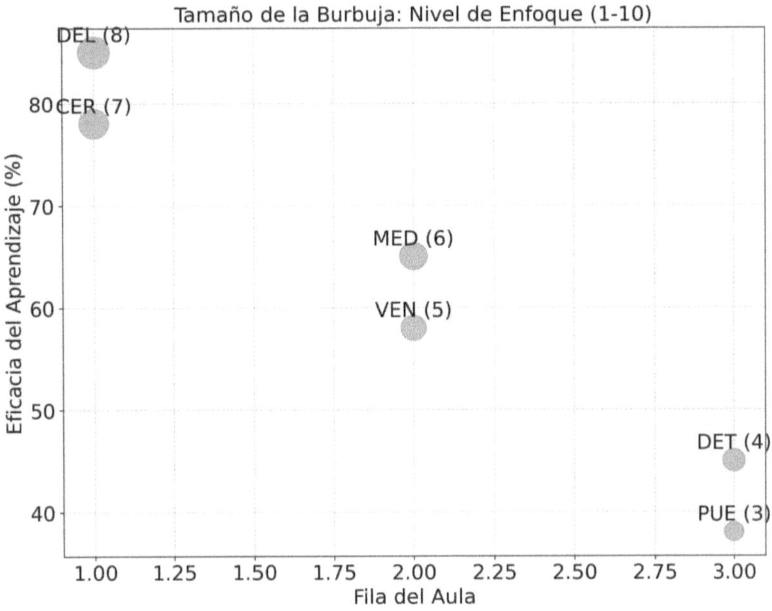

Blasengröße: Nivel de Enfoque ((1-10))

CER: Delante-Cerca del Profesor | DEL: Fila Delantera

DET: Fila Trasera | MED: Fila Media

PUE: Detrás-Cerca de la Puerta | VEN: Medio-Ventana

Los asientos en la primera fila se correlacionan con una mayor eficacia del aprendizaje, probablemente debido a la reducción de las distracciones y una mayor participación del profesor. Las posiciones en las filas del medio muestran una eficacia moderada, lo que sugiere un equilibrio entre la participación y la sobreestimulación. Las posiciones en las filas traseras muestran la menor eficacia, posiblemente debido al aumento de las distracciones y la disminución de la interacción con el profesor. Esto sugiere priorizar los asientos en la primera fila para los estudiantes con TDAH para maximizar su potencial de aprendizaje.

Aplicar técnicas de toma de apuntes

Las técnicas de toma de apuntes ayudan a los estudiantes a procesar y retener el contenido de la clase de manera eficiente. No se trata solo de escribir todo, sino de desarrollar estrategias que fomenten la recepción y el procesamiento de la información. Notas esqueléticas que reflejan la información clave y la estructura de la clase proporcionan un marco que los estudiantes pueden completar con detalles durante la clase o posteriormente. Esto reduce la kognitive_belastung durante la escucha y permite una participación activa con el material. Un handout preparado con puntos relevantes y espacios en blanco para adiciones puede ayudar a los estudiantes con TDAH a seguir el desarrollo de la clase y concentrarse en los contenidos esenciales. Las aplicaciones digitales de notas ofrecen oportunidades adicionales para complementar las anotaciones con imágenes, grabaciones de audio o enlaces. Por ejemplo, un estudiante puede tomar una foto de la pizarra e integrarla directamente en sus notas, o utilizar grabaciones de voz para registrar explicaciones adicionales del profesor. Es importante que las herramientas digitales se utilicen activamente para el aprendizaje y no sirvan como distracción. Esto significa que los estudiantes deben dominar el uso de las aplicaciones y utilizarlas de manera específica para el procesamiento de la información. La combinación de notas manuscritas y digitales puede unir las ventajas de ambos métodos. Así, los estudiantes pueden primero tomar notas a mano en clase y luego revisarlas, complementarlas y estructurarlas digitalmente. La calidad de las notas influye significativamente en el éxito del aprendizaje: las notas elaborativas, que profundizan el material a través de pensamientos y resúmenes propios, son más efectivas que las anotaciones reproductivas. La revisión y complementación repetida de las notas refuerza lo aprendido y apoya la capacidad de resolución de problemas.

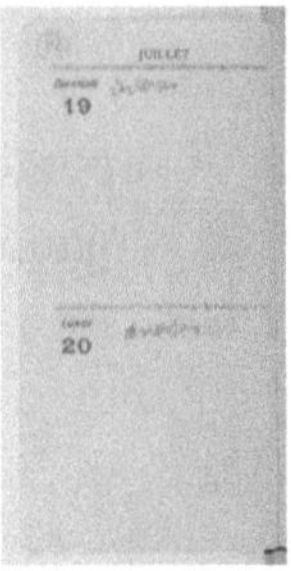

Aplicación para tomar notas digital [i16]

Bueno saber

Anotaciones reproductivas

Anotaciones que reproducen el contenido de la clase de manera literal o casi literal, sin añadir pensamientos o interpretaciones propias. A diferencia de las notas elaborativas, fomentan menos el entendimiento y el almacenamiento a largo plazo del material.

Eficacia del método de toma de notas para estudiantes con TDAH

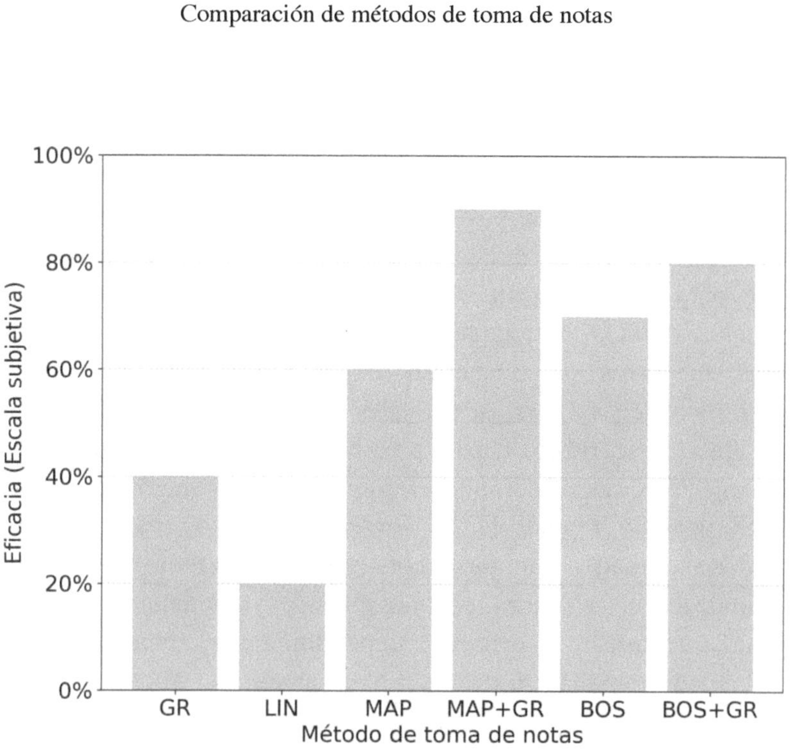

BOS: Bocetos

GR: Grabación de audio

MAP: Mapa mental

BOS+GR: Bocetos + Grabación

LIN: Notas lineales

MAP+GR: Mapa mental + Grabación

Este gráfico ilustra la eficacia relativa de varios métodos de toma de notas para estudiantes con TDAH. La toma de notas lineal, aunque común, muestra la menor eficacia. Los métodos visuales como los mapas mentales y los bocetos demuestran una eficacia significativamente mejorada, probablemente debido a su participación en múltiples procesos cognitivos. La combinación de métodos, como el mapa mental con grabación de audio, parece ofrecer la mayor eficacia, lo que sugiere un beneficio sinérgico de la entrada multisensorial y el recuerdo activo.

Organización de tareas

Manejo de tareas: Una estructura fija para la realización de las tareas contribuye significativamente al éxito. Un proceso que se sigue de manera consistente, con un lugar, tiempo y todos los materiales necesarios al alcance, reduce las distracciones y fomenta la concentración [s31]. El lugar de trabajo debe ser lo más tranquilo posible y libre de factores perturbadores. Un escritorio ordenado, suficiente luz y una silla cómoda crean un entorno propicio para el aprendizaje. También la hora del día juega un papel importante: algunos estudiantes son más productivos por la mañana, mientras que otros se concentran mejor por la tarde. Es importante considerar las necesidades individuales del niño y establecer una rutina que se ajuste a su ritmo. Un horario bien estructurado con tiempos de aprendizaje claramente definidos minimiza la frustración y permite un feedback positivo regular [s31]. En este contexto, los contenidos ya consolidados deben combinarse con nuevos materiales de aprendizaje para fortalecer la confianza en uno mismo y mantener la motivación. Un estudiante que, por ejemplo, tiene dificultades con las fracciones podría repetir algunas tareas simples antes de abordar problemas nuevos y más complejos. La práctica frecuente y variada consolida lo aprendido y fomenta el éxito en el aprendizaje [s32]. Tareas cortas y activas que se basan en el contenido de la clase son más efectivas que ejercicios largos y monótonos. El aprendizaje orientado a problemas, donde los estudiantes trabajan activamente en soluciones para problemas de la vida real, aumenta la motivación y la atención [s32]. Al enfrentarse a desafíos y encontrar sus propias soluciones, se profundiza la comprensión y se entrena la capacidad de resolución de problemas. Un ejemplo de esto sería una tarea en la que los estudiantes calculan el consumo de agua de su familia a partir de datos proporcionados y determinan formas de ahorro. La integración de ejemplos culturalmente diversos en el proceso de aprendizaje también puede fortalecer el sentido de pertenencia y

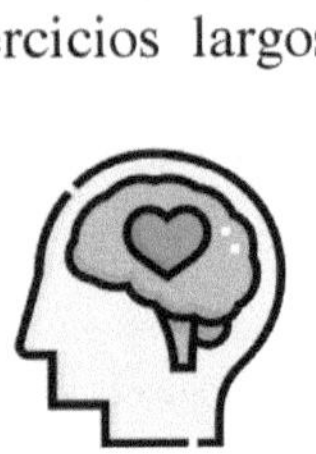

reducir el estrés, lo que impacta positivamente en el rendimiento académico [s32]. Así, las tareas matemáticas podrían enmarcarse en un contexto cultural o historias de diferentes culturas podrían servir como base para ejercicios de escritura. Considerar las preferencias de aprendizaje individuales y los antecedentes culturales crea un entorno de aprendizaje inclusivo, donde todos los estudiantes se sienten cómodos y pueden desarrollar su potencial.

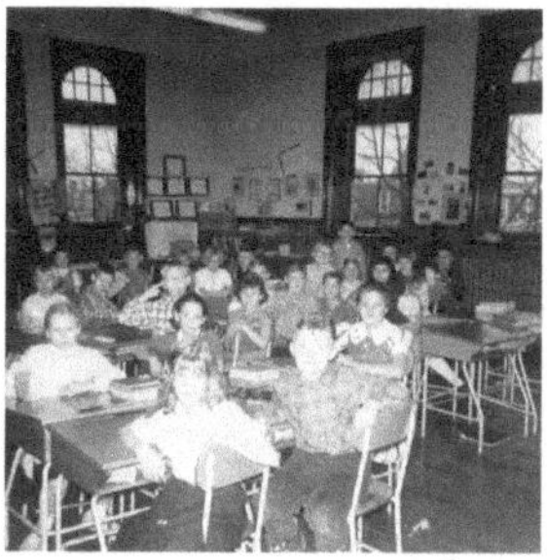

Entorno de aprendizaje inclusivo [i17]

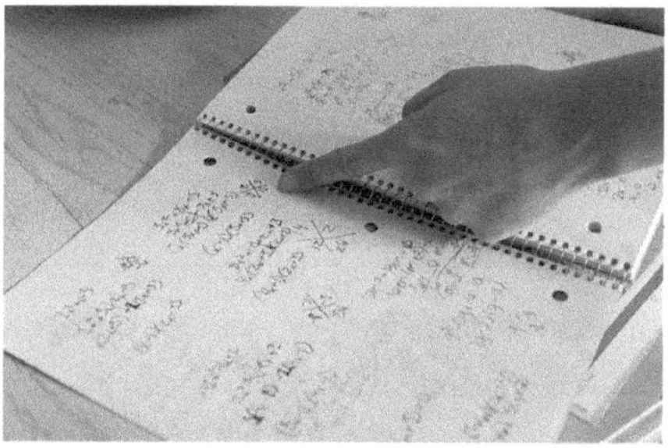

Aprendizaje basado en problemas [i18]

Bueno saber

Aprendizaje orientado a problemas

El aprendizaje orientado a problemas fomenta la participación activa con el contenido de aprendizaje y aborda las fortalezas de los estudiantes con TDAH, permitiéndoles encontrar soluciones de manera creativa e independiente.

Entorno de aprendizaje inclusivo

Un entorno de aprendizaje inclusivo considera las necesidades individuales de todos los estudiantes, incluidos aquellos con TDAH, y crea una atmósfera en la que todos se sienten cómodos y aceptados.

Entorno propicio para el aprendizaje

Un entorno propicio para el aprendizaje considera las necesidades de los estudiantes con TDAH, proporcionando una atmósfera con pocos estímulos, estructuras claras y oportunidades para el movimiento.

Necesidades individuales

Los estudiantes con TDAH tienen necesidades individuales en relación con el ritmo de aprendizaje, el estilo de aprendizaje y la capacidad de concentración. En clase, estas necesidades deben ser consideradas para facilitar un aprendizaje exitoso.

Consejos concretos

- Integra el movimiento en tu enseñanza planificando breves pausas activas o conectando los contenidos de aprendizaje de manera lúdica con el movimiento.
- Permite que tus alumnos participen activamente en la elaboración del contenido, por ejemplo, desarrollando sus propias tareas o presentando el material de manera creativa.
- Crea oportunidades para el aprendizaje cooperativo utilizando trabajos en grupo con roles y responsabilidades claramente definidos.
- Aprovecha los intereses de tus alumnos para hacer el contenido atractivo y fomentar la motivación.
- Utiliza diferentes medios y materiales para hacer las clases variadas y visuales.
- Proporciona a tus alumnos retroalimentación regular sobre su progreso y rendimiento para motivarlos y apoyarlos.
- Reflexiona junto a tus alumnos sobre la clase y permite que compartan sus experiencias y sugerencias de mejora.
- Crea un ambiente de aprendizaje positivo en el que todos los alumnos se sientan cómodos y respetados.
- Fomenta la autonomía de tus alumnos dándoles la oportunidad de desarrollar y aplicar sus propias estrategias de aprendizaje.
- Ofrece a tus alumnos la posibilidad de trabajar y profundizar en el contenido a su propio ritmo.
- Utiliza el aula como un entorno de aprendizaje flexible, estableciendo diferentes zonas de aprendizaje que se adapten a los distintos estilos de aprendizaje.
- Involucra a los padres en el proceso de aprendizaje, informándoles regularmente sobre el progreso de sus hijos y estableciendo conjuntamente objetivos de aprendizaje.

2. 2 Colaboración con los profesores

La colaboración con los docentes es un factor central de éxito para los estudiantes con TDAH. Permite el intercambio de información importante sobre el comportamiento y el desarrollo del aprendizaje del niño, y forma la base para estrategias elaboradas conjuntamente. Es fundamental diseñar de manera efectiva tanto los canales de comunicación como la implementación de ajustes razonables y medidas de apoyo. Los desafíos a menudo surgen de diferentes perspectivas y niveles de información. Una cooperación exitosa entre el hogar y la escuela crea un marco estable que ofrece al niño orientación y seguridad. Contribuye a comprender las necesidades individuales del niño y a desarrollar medidas de apoyo adecuadas. Siga leyendo para obtener recomendaciones concretas sobre una colaboración exitosa con los docentes.

Un apoyo exitoso a los estudiantes con TDAH se basa en una colaboración tripartita, bien coordinada, entre los padres, los docentes y el propio estudiante, que se fundamenta en un entendimiento común, vías de comunicación claras y un intercambio orientado a soluciones.

Establecer vías de comunicación

Las vías de comunicación abiertas entre padres y docentes son esenciales para los estudiantes con TDAH, a fin de apoyar su progreso académico y enfrentar desafíos de manera efectiva. Un intercambio regular permite compartir observaciones e información sobre el comportamiento y el desarrollo del aprendizaje del niño. De este modo, los padres pueden comparar los comportamientos observados en clase con las experiencias en casa y viceversa. Los docentes obtienen, a través del intercambio con los padres, información valiosa sobre las necesidades individuales del niño, que no siempre son visibles en el contexto escolar. Este intercambio de información ayuda a desarrollar una comprensión común de la situación del niño y a elaborar estrategias conjuntamente. Por ejemplo, los padres pueden informar sobre desafíos particulares en el entorno familiar que afectan el rendimiento escolar, como trastornos del sueño o dificultades en la organización. A su vez, los docentes pueden sugerir estrategias de aprendizaje específicas o ajustes de comportamiento en clase que se adapten a las necesidades del niño. La colaboración puede adoptar diversas formas: reuniones regulares de padres, conversaciones telefónicas, intercambio de correos electrónicos o encuentros personales. Es importante que la comunicación sea constructiva, orientada a soluciones y respetuosa. Un contacto fijo en la escuela, como el tutor de clase o un orientador, puede coordinar la comunicación y actuar como un punto de referencia central para padres y docentes. Además de los canales de comunicación formales, también se pueden crear oportunidades de intercambio más informales, como mensajes breves a través de un portal escolar o un cuaderno compartido donde padres y docentes registren sus observaciones. Al establecer vías de comunicación claras y mantener un intercambio regular, padres y docentes pueden trabajar juntos para asegurar que los niños con TDAH reciban el mejor apoyo posible y puedan desarrollar su máximo potencial. La diversidad de fuentes de apoyo – familia, escuela y, si es necesario, también pares – fortalece el bienestar mental y la resiliencia del niño. Un niño que percibe que el hogar y la escuela están alineados se siente comprendido y más seguro.

Así, puede concentrarse mejor en los requisitos de aprendizaje. La elaboración conjunta de estrategias de aprendizaje y normas de comportamiento que sean válidas tanto en casa como en la escuela proporciona al niño una orientación y estructura adicionales. Un marco estructurado, creado a través de la colaboración entre padres y docentes, contribuye a que el niño pueda gestionar mejor su TDAH y aprovechar al máximo sus fortalezas.

[i19]

Orientador/a escolar [i19]

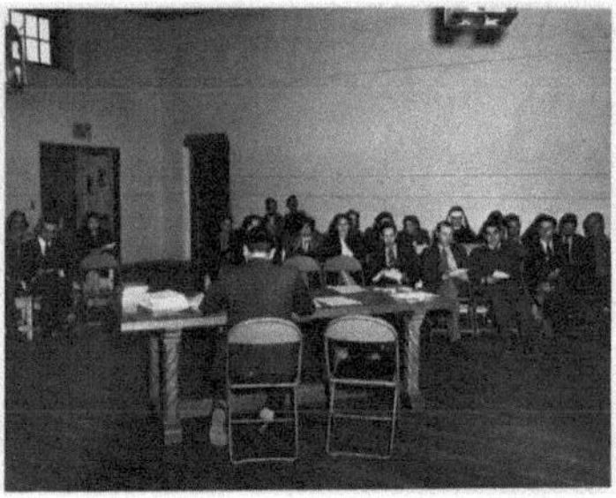

Reunión de padres y profesores [i20]

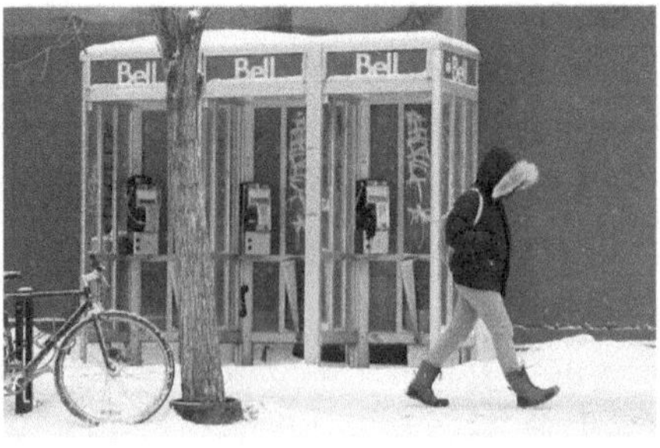

Teléfono [i21]

Bueno saber

Pares

Compañeros de clase o iguales que pueden desempeñar un papel importante en el contexto del TDAH y el aprendizaje, ofreciendo apoyo, comprensión e interacción social. Las relaciones positivas con los pares pueden fortalecer la autoestima y la motivación de los estudiantes con TDAH.

Resiliencia

La capacidad de recuperarse de las dificultades y tener éxito a pesar de los desafíos en el entorno de aprendizaje. Una fuerte resiliencia puede ayudar a los estudiantes con TDAH a manejar las presiones escolares y a tener experiencias de aprendizaje positivas.

Canales de comunicación con los profesores

Canales de comunicación preferidos para el apoyo a estudiantes con TDAH.

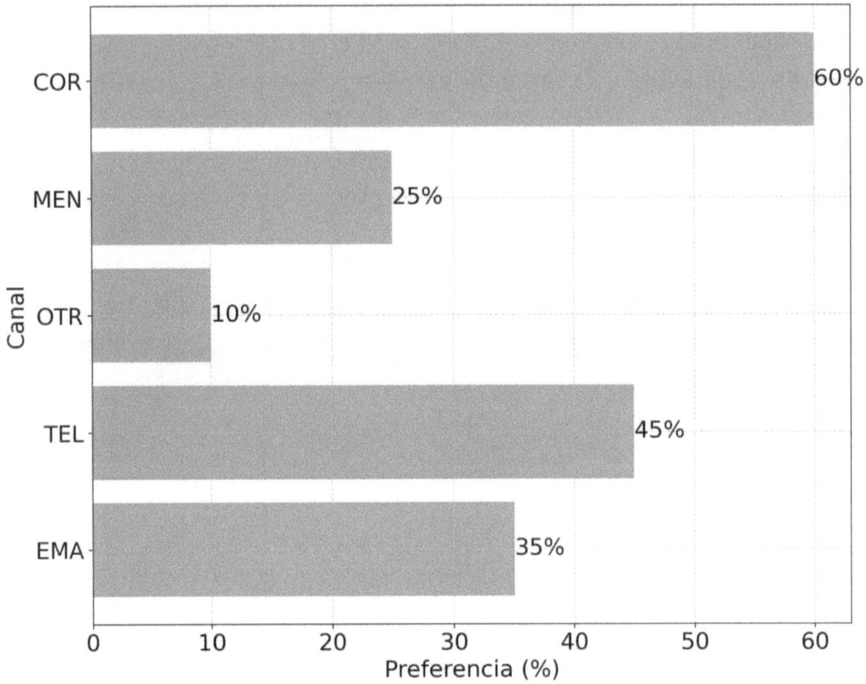

COR: Mensajes
MEN: Reuniones
TEL: Teléfono
EMA: Correo electrónico
OTR: Otro

El correo electrónico es el método preferido, lo que sugiere una preferencia por la comunicación asíncrona. Las llamadas telefónicas son menos favorecidas, posiblemente indicando un deseo de evitar interacciones inmediatas. Las reuniones en persona se encuentran en un punto intermedio, destacando la necesidad de enfoques de comunicación equilibrados.

Compensación de desventajas implementar

Implementar la compensación de desventajas en la vida escolar requiere una colaboración bien coordinada entre padres, docentes y el estudiante. En primer lugar, es fundamental identificar con precisión las necesidades individuales del niño. Una planificación educativa especializada, basada en las dificultades específicas del estudiante, es esencial para ello [s33]. Esto puede significar, por ejemplo, que se programen pausas adicionales en clase para aquellos con dificultades de concentración o que se dividan tareas complejas en pasos más pequeños. También puede ser útil ajustar el entorno de aprendizaje, como proporcionar un lugar de trabajo más tranquilo o reducir las distracciones. El control continuo del progreso permite verificar la efectividad de las medidas y realizar ajustes si es necesario [s33]. El intercambio regular entre el hogar y la escuela sobre el desarrollo del niño es indispensable. Este intercambio puede llevarse a cabo a través de reuniones de padres, llamadas telefónicas o mensajes breves a través de un portal escolar digital. Es esencial que todos los involucrados estén informados sobre las medidas acordadas y trabajen en conjunto. Por ejemplo, los padres pueden continuar las estrategias exitosas en clase en el entorno doméstico, apoyando así el desarrollo positivo del niño. Además de las medidas de apoyo individuales, los métodos de enseñanza adecuados son cruciales [s33]. Los métodos que se centran en la variedad y la estimulación pueden fomentar el interés y la motivación de los estudiantes con TDAH. Una enseñanza variada con elementos prácticos y el uso de diferentes medios puede enfocar mejor la atención de los estudiantes y facilitar su aprendizaje. A través de la combinación de apoyo individual, colaboración estrecha y métodos de enseñanza adaptados, los estudiantes con TDAH pueden desarrollar sus fortalezas de manera óptima y perseguir con éxito sus objetivos académicos. La implementación consistente de una compensación de desventajas individual contribuye de manera decisiva a que los

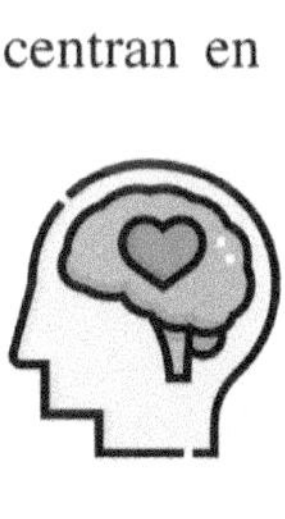

estudiantes con TDAH participen en igualdad de condiciones en las clases y puedan aprovechar su máximo potencial. Más del 51% de los estudiantes con TDAH ya reciben apoyo a través de planes educativos individuales, lo que pone de manifiesto la necesidad y el uso de tales medidas [s34]. Las medidas de apoyo más comunes incluyen tiempos de examen prolongados y tiempo adicional para tareas [s34]. Siempre se debe tener en cuenta que no cada intervención es basada en evidencia y que la efectividad de las medidas elegidas debe revisarse regularmente [s34].

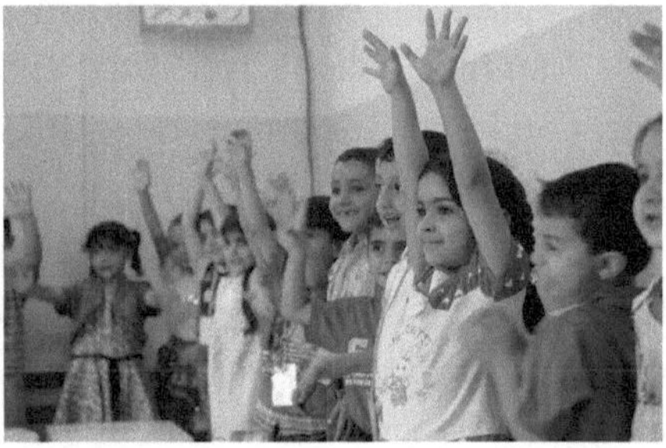

entorno de aprendizaje [i22]

Bueno saber

Basado en evidencia

Basado en evidencia significa que una medida se fundamenta en conocimientos científicos y eficacia comprobada. En el contexto del TDAH, las medidas de apoyo e intervenciones elegidas deben, en la medida de lo posible, basarse en enfoques basados en evidencia para garantizar su efectividad.

Compensación de desventajas

Una compensación de desventajas en el contexto escolar permite a los estudiantes con TDAH rendir bajo condiciones que consideran sus limitaciones. Esto puede lograrse, por ejemplo, mediante tiempos de respuesta prolongados en exámenes, formas alternativas de evaluación o la provisión de herramientas técnicas.

Elementos prácticos

A través de elementos prácticos en la enseñanza, como experimentos, juegos de rol o trabajos de proyecto, los estudiantes con TDAH pueden aplicar y consolidar activamente su conocimiento. Esto fomenta la motivación y la concentración.

Planificación educativa individual

Una planificación educativa adaptada a las necesidades de los estudiantes con TDAH considera las fortalezas y debilidades individuales del aprendiz. Incluye la definición de objetivos de aprendizaje, la selección de métodos de enseñanza adecuados y la provisión de opciones de apoyo.

Colaboración en Adaptaciones para el TDAH

Distribución de las responsabilidades de implementación de las adaptaciones.

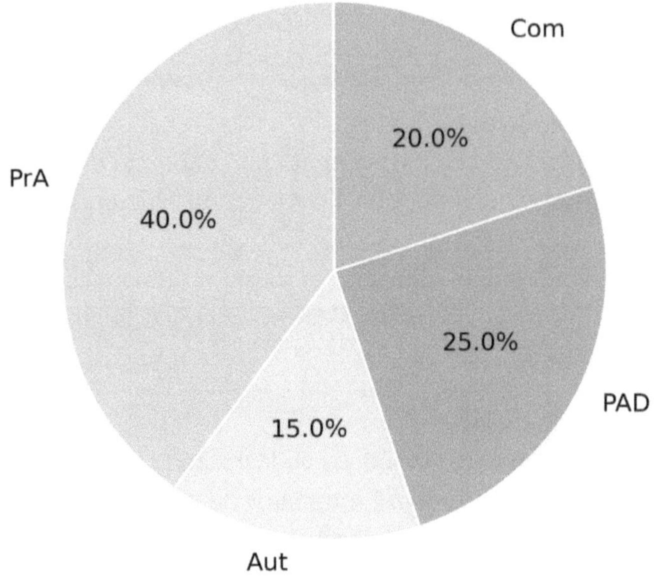

Aut: Autodefensa del Estudiante
Com: Comunicación Parental
PAD: Profesionales Adaptados (p. ej., terapeutas, consejeros)
PrA: Adaptaciones del Profesor

El gráfico destaca la responsabilidad compartida en la implementación de adaptaciones para estudiantes con TDAH. Si bien los profesores desempeñan un papel importante en los ajustes directos en el aula, la autodefensa del estudiante y la comunicación con los padres son cruciales para garantizar un apoyo integral. La participación de profesionales especializados enfatiza la necesidad de una guía experta en el desarrollo y la implementación de estrategias efectivas. Este enfoque colaborativo maximiza el impacto positivo de las adaptaciones en la experiencia de aprendizaje del estudiante.

Medidas de apoyo coordinar

Las medidas de apoyo para estudiantes con TDAH requieren una planificación y ejecución coordinadas, en las que participan padres, docentes y, en su caso, otros profesionales, como terapeutas ocupacionales [s35]. Un enfoque coordinado asegura que todos los involucrados tengan la misma comprensión de las dificultades y necesidades del niño y trabajen en conjunto. La base de cada apoyo es un diagnóstico integral que considera las fortalezas y debilidades individuales del estudiante, así como sus necesidades específicas de aprendizaje. Sobre esta base, se elabora un plan de apoyo individual que incluye tanto medidas escolares como extracurriculares. En el plan de apoyo se definen objetivos concretos que deben alcanzarse en un período determinado. Estos objetivos deben ser realistas y alcanzables para mantener la motivación del estudiante. Las medidas establecidas en el plan de apoyo pueden ser diversas y abarcar diferentes áreas, como la mejora de la concentración, la organización o la escritura. Para garantizar la efectividad de las medidas de apoyo, es esencial una revisión y ajuste regular del plan de apoyo. En este sentido, el intercambio entre padres, docentes y, en su caso, terapeutas es de gran importancia. Por ejemplo, los padres pueden informar sobre los progresos y dificultades en el entorno doméstico, mientras que los docentes pueden compartir sus observaciones del aula [s35]. A través

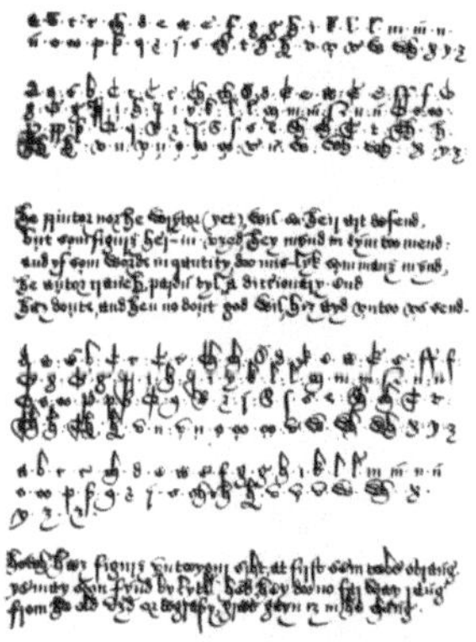

Escritura [i23]

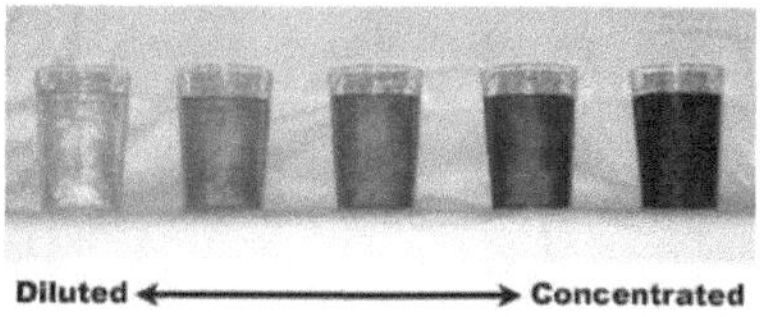

Concentración [i24]

de este intercambio continuo, las medidas de apoyo pueden ajustarse óptimamente a las necesidades del estudiante y modificarse si es necesario. La colaboración con terapeutas, como los terapeutas ocupacionales, puede ser especialmente útil en caso de dificultades en el área de la motricidad fina, como la escritura [s35]. El terapeuta puede desarrollar ejercicios y estrategias específicas que se pueden implementar tanto en la escuela como en casa. Una colaboración interdisciplinaria contribuye a que el estudiante reciba un apoyo integral e individualizado. Un cuaderno compartido, en el que todos los involucrados registren sus observaciones y comentarios, puede apoyar adicionalmente la comunicación y el flujo de información. La coordinación de las medidas de apoyo requiere cierto esfuerzo, pero a largo plazo vale la pena, ya que contribuye a que el estudiante pueda aprovechar al máximo su potencial y alcanzar sus objetivos escolares. Un apoyo bien coordinado también fortalece la confianza en sí mismo del estudiante y su comportamiento positivo hacia el aprendizaje.

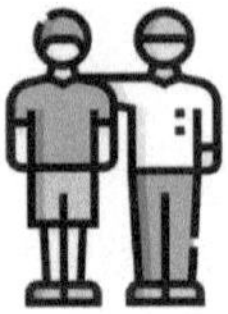

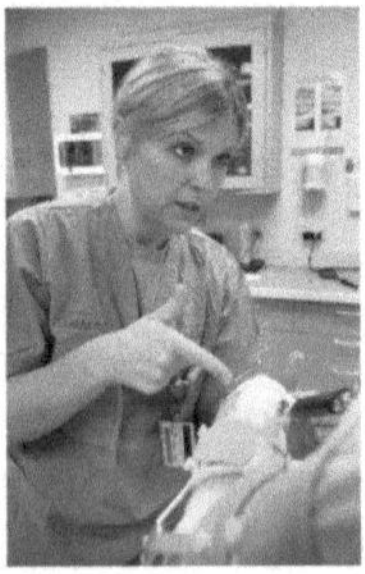

Terapia ocupacional [i25]

Colaboración interdisciplinaria

La colaboración de profesionales de diversas disciplinas, como docentes, terapeutas, médicos y padres, para garantizar el mejor apoyo posible para un estudiante con TDAH.

Medidas de apoyo

Medidas específicas que ayudan a los estudiantes con TDAH a alcanzar sus objetivos de aprendizaje y a enfrentar sus dificultades en la vida escolar. Estas pueden ser adaptadas individualmente y abarcar diversas áreas, como la concentración, la organización o el comportamiento social.

Plan de apoyo

Un plan escrito que documenta los objetivos de aprendizaje individuales, las medidas de apoyo y su implementación para un estudiante con TDAH. Sirve como base para la colaboración entre docentes, padres y, en su caso, terapeutas, y se revisa y ajusta regularmente.

Mejora en el Rendimiento Académico

Correlación entre el apoyo coordinado y el rendimiento académico a lo largo del tiempo.

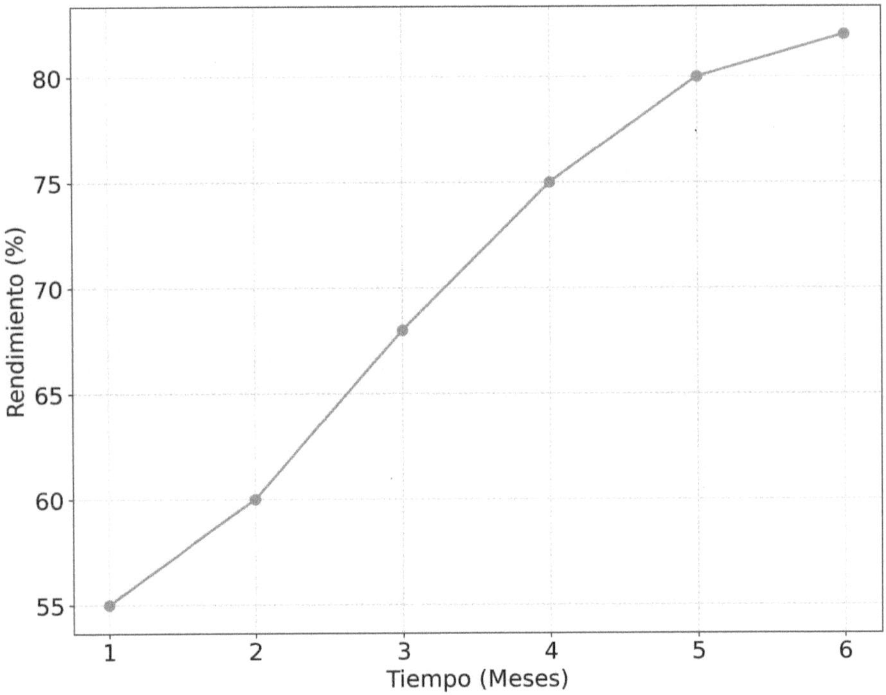

El gráfico muestra una correlación positiva entre la implementación de medidas de apoyo coordinadas y el rendimiento académico. A medida que se intensifica la colaboración entre educadores y sistemas de apoyo, el éxito de los estudiantes mejora constantemente. Esto sugiere que un enfoque estructurado y colaborativo para apoyar a los estudiantes con TDAH puede mejorar significativamente sus resultados de aprendizaje.

Consejos concretos

- Desarrolle junto con los docentes un sistema de recompensas individualizado para la vida escolar, adaptado a las necesidades del niño.
- Ofrezca a los docentes su apoyo en la implementación de estrategias concretas acordadas en clase, por ejemplo, mediante la provisión de ciertos materiales.
- Inicie reuniones regulares en un pequeño grupo (docente, padres, niño) para discutir juntos los avances y desafíos y definir nuevos objetivos.
- Elabore junto con los docentes un resumen de las fortalezas del niño y considere cómo se pueden fomentar de manera específica en clase.
- Desarrolle con los docentes un sistema de semáforo que permita al niño comunicar su estado emocional actual en clase de manera no verbal.
- Acuerde con los docentes horarios fijos para breves conversaciones informales, por ejemplo, por la mañana antes del inicio de clases o después de la jornada escolar.
- Pregunte a los docentes activamente por ejemplos concretos de la clase para comprender mejor la situación del niño y encontrar soluciones juntos.
- Ofrezca a los docentes la posibilidad de asistir a horas de observación en clase para experimentar de cerca la vida escolar del niño.
- Reflexione junto con los docentes sobre la efectividad de las medidas implementadas y ajústelas si es necesario.
- Intercambie con los docentes sobre estrategias exitosas de otros contextos, por ejemplo, de clubes deportivos o asesoramiento familiar.

2. 3 Preparación de exámenes

La preparación para los exámenes presenta desafíos especiales para los estudiantes con TDAH. El aprendizaje estructurado, la gestión del tiempo y el manejo del estrés son esenciales para alcanzar los objetivos de aprendizaje y minimizar la ansiedad ante los exámenes. Sin embargo, la implementación de estas estrategias a menudo resulta difícil en la vida cotidiana. Este apartado destaca los problemas centrales y ofrece enfoques prácticos para una preparación exitosa para los exámenes. Descubra cómo puede dominar los exámenes con los métodos adecuados y desarrollar todo su potencial.

Un plan de aprendizaje exitoso requiere una revisión regular y ajustes según el progreso real de aprendizaje y las dificultades que surjan.

Crear planes de estudio

Los planes de estudio ofrecen estructura y ayudan a alcanzar los objetivos de aprendizaje de manera efectiva. Un plan bien estructurado incluye objetivos claros y medibles, así como un marco temporal realista. En lugar de intentar abarcar todo el contenido de aprendizaje de una vez, los temas deben dividirse en unidades más pequeñas y manejables [s36]. Estas unidades se pueden distribuir a lo largo de un período más largo, lo que corresponde al efecto de espaciado y mejora la retención [s37] [s38]. Un plan de estudio también debe considerar diferentes métodos de aprendizaje activos, como la elaboración de resúmenes o autoevaluaciones [s37]. Un ejemplo de cómo puede verse un plan de este tipo es la división de un tema en tres secciones, que se abordan en diferentes días y se concluyen con un resumen. La interacción activa con el material a través de la repetición y el resumen consolida el aprendizaje de manera duradera. Además, el plan puede incluir pausas regulares y recompensas para mantener la motivación y contrarrestar las dificultades de concentración. El establecimiento de objetivos personales juega un papel crucial en la creación de un plan de estudio exitoso [s39]. Los objetivos deben adaptarse individualmente y tener en cuenta las propias fortalezas y debilidades. Es útil discutir los objetivos con otros para motivarse y apoyarse mutuamente [s39]. A través del intercambio con compañeros

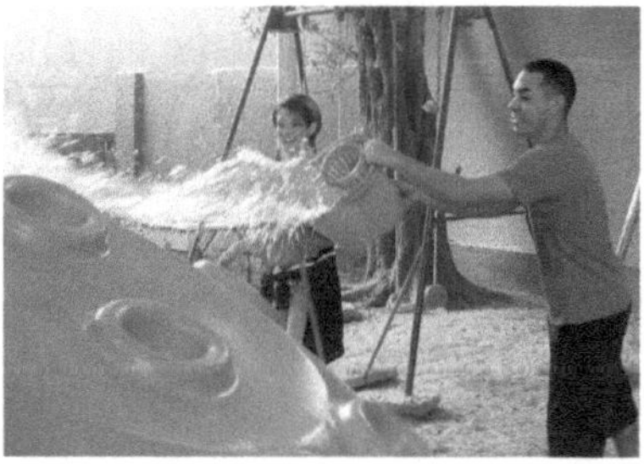

Métodos de aprendizaje activo [i26]

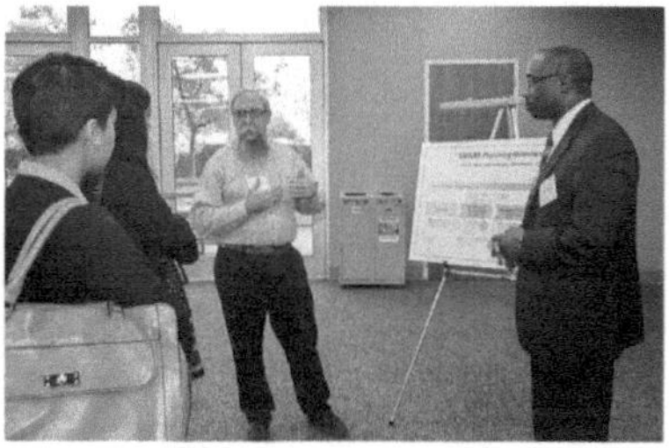

Plan de estudio [i27]

de clase, se pueden reflexionar y ajustar las estrategias de aprendizaje si es necesario. El compromiso público con los objetivos establecidos también puede aumentar la motivación para dedicarse regularmente al material de estudio [s39]. La revisión regular del progreso de aprendizaje y la adaptación del plan de estudio a posibles dificultades son otros aspectos importantes [s38]. Por ejemplo, se puede reflexionar brevemente después de cada sesión de estudio sobre lo que ha funcionado bien y dónde aún hay margen de mejora. Esta reflexión ayuda a optimizar continuamente el plan de estudio y a mejorar las propias estrategias de aprendizaje. Al identificar dificultades potenciales, como distracciones o falta de tiempo, se pueden tomar medidas tempranas para asegurar el logro de los objetivos [s39]. Un plan de estudio estructurado con repeticiones integradas y métodos de aprendizaje activos también puede contribuir a reducir la ansiedad por los exámenes y mejorar el rendimiento académico [s36].

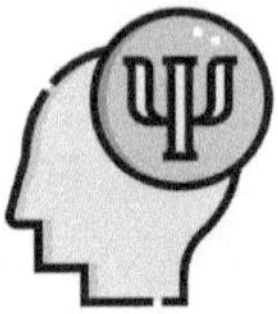

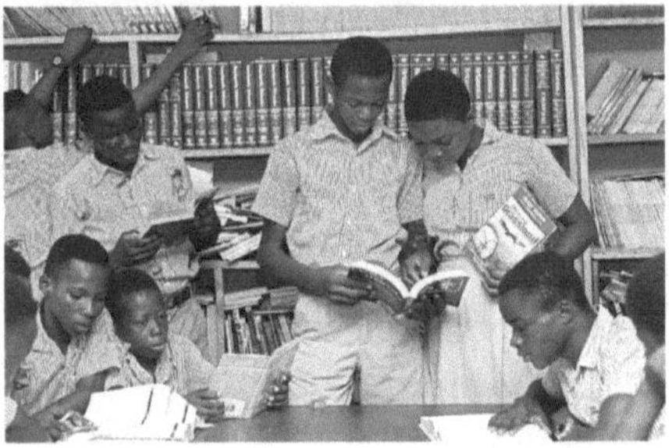

Compañeros de estudios [i28]

Bueno saber

Ansiedad por los exámenes

La ansiedad por los exámenes puede afectar significativamente el rendimiento. Un plan de estudio estructurado con repeticiones integradas y métodos de aprendizaje activos puede ayudar a reducir la ansiedad por los exámenes al optimizar la preparación y fortalecer la confianza en uno mismo. Para las personas con TDAH, es especialmente importante abordar la ansiedad por los exámenes de manera temprana, ya que puede afectar negativamente la concentración y la capacidad de retención.

Efecto de espaciado

El efecto de espaciado describe cómo la distribución de las fases de aprendizaje a lo largo de un período más largo mejora el rendimiento de la memoria. Para las personas con TDAH, esto puede ser especialmente útil, ya que facilita la concentración en unidades de aprendizaje más pequeñas y ancla mejor lo aprendido a través de la repetición.

Métodos de aprendizaje activos

Los métodos de aprendizaje activos, como escribir resúmenes o realizar autoevaluaciones, fomentan la intensa interacción con el material de estudio. Esto es especialmente importante para las personas con TDAH, ya que la lectura pasiva a menudo no es suficiente para almacenar información a largo plazo. La participación activa promueve la concentración y facilita la asimilación del aprendizaje.

Distribución de la Fase de Aprendizaje

Visualización de una distribución eficaz del plan de estudio para la preparación de exámenes.

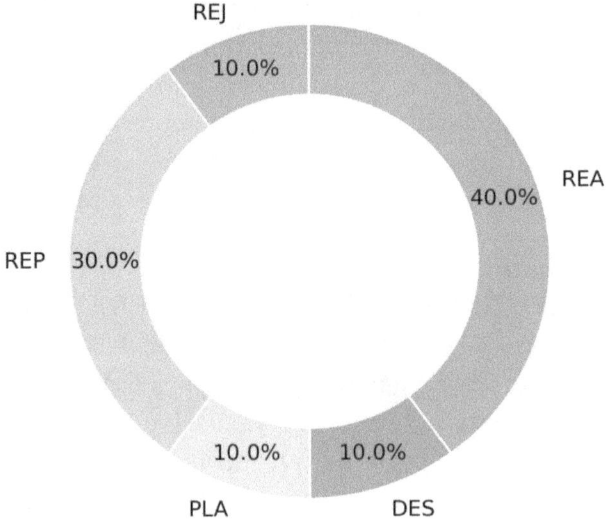

DES: Descansos y Reposo

PLA: Planificación y Establecimiento de Objetivos

REA: Recuerdo Activo y Práctica

REJ: Repaso y Consolidación

REP: Repetición Espaciada

Este gráfico visualiza una distribución sugerida de las fases de aprendizaje para una preparación eficaz de los exámenes, particularmente beneficiosa para las personas con TDAH. Una parte significativa se dedica al recuerdo activo y la repetición espaciada, cruciales para la retención a largo plazo. Se incorporan descansos regulares para evitar el agotamiento y mantener la concentración. Si bien la planificación y la revisión son importantes, el énfasis en las estrategias de aprendizaje activo refleja su eficacia para consolidar los conocimientos.

Entrenamiento en el manejo del estrés

Manejo del estrés en el proceso de aprendizaje, especialmente durante la preparación de exámenes, es crucial para el éxito académico y el bienestar. La práctica continua de estrategias de manejo del estrés ayuda a enfrentar situaciones de presión de manera efectiva y a optimizar el rendimiento académico. Un aspecto importante es la integración de ejercicio regular en la vida cotidiana. Las actividades deportivas no solo fomentan la salud física, sino que también tienen un efecto positivo en el estado mental [s40]. A través de la liberación de neurotransmisores como la serotonina y la dopamina, se mejora el estado de ánimo y se puede reducir el estrés de manera efectiva [s40]. Incluso sesiones de ejercicio moderado de, por ejemplo, 30 minutos pueden tener un efecto notable. Un paseo por el parque, una corta carrera o un paseo en bicicleta ofrecen un equilibrio al estudio y al mismo tiempo fomentan la concentración. La combinación de ejercicio con ejercicios de atención plena refuerza aún más el efecto reductor del estrés [s40]. Al concentrarse en el propio cuerpo, la respiración y el entorno durante el ejercicio, se promueve la regulación emocional y se reduce el estrés. Otro efecto positivo de la actividad física regular es la mejora de la calidad del sueño [s40]. Dormir lo suficiente es esencial para la regeneración del cuerpo y la mente y contribuye significativamente a la reducción del estrés. Así, un ritmo de sueño regular y una rutina nocturna relajante, que incluya, por ejemplo, yoga o meditación, pueden mejorar la calidad del sueño y, por lo tanto, aumentar la resistencia al estrés. Al integrar estas estrategias en la vida cotidiana, se puede manejar el estrés de manera efectiva y aumentar el rendimiento durante la preparación de exámenes.

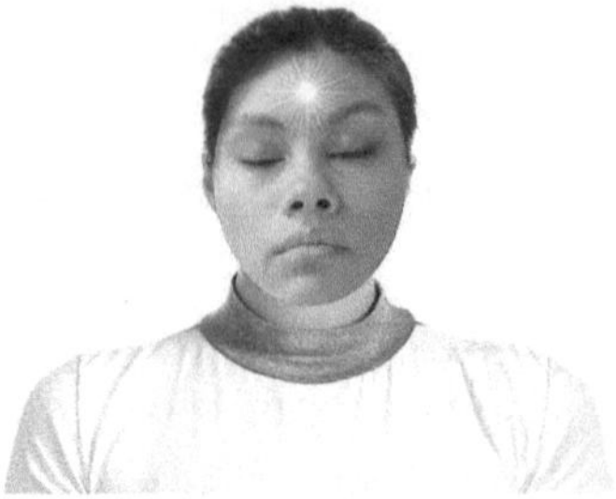

Meditación [i29]

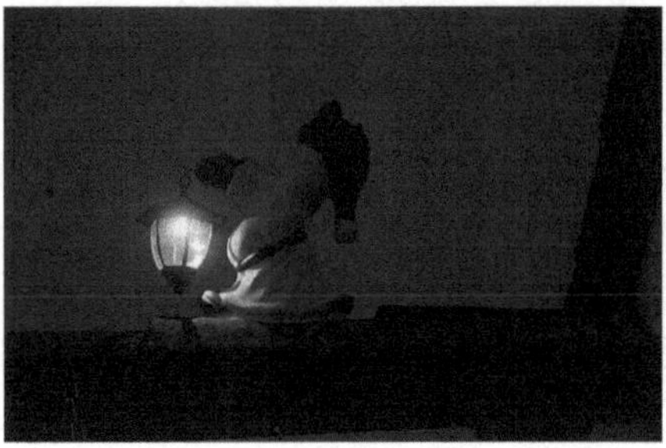

ritmo del sueño [i30]

Bueno saber

Ejercicios de atención plena

Los ejercicios de atención plena pueden ayudar a las personas con TDAH a enfocar su atención y controlar las reacciones impulsivas. La práctica regular de la atención plena puede mejorar la autoconciencia y fortalecer la capacidad de manejar el estrés y la ansiedad por los exámenes.

Manejo del estrés

Específicamente para personas con TDAH, el manejo del estrés a través de técnicas como el Mind-Mapping, la meditación o ejercicios de respiración puede fomentar la concentración y reducir la ansiedad por los exámenes. La estructuración del proceso de aprendizaje mediante horarios realistas y objetivos de aprendizaje claros ayuda a evitar la sobrecarga y a manejar el material de estudio de manera eficiente.

Neurotransmisores

En el TDAH, el equilibrio de los neurotransmisores juega un papel importante. El ejercicio y el deporte pueden estimular la producción de dopamina y noradrenalina, lo que tiene un efecto positivo en la concentración, el control de impulsos y la regulación emocional, mejorando así el rendimiento académico.

Manejo del Nivel de Estrés Durante la Preparación de Exámenes

Fluctuación del nivel de estrés durante la preparación del examen con técnicas de manejo del estrés.

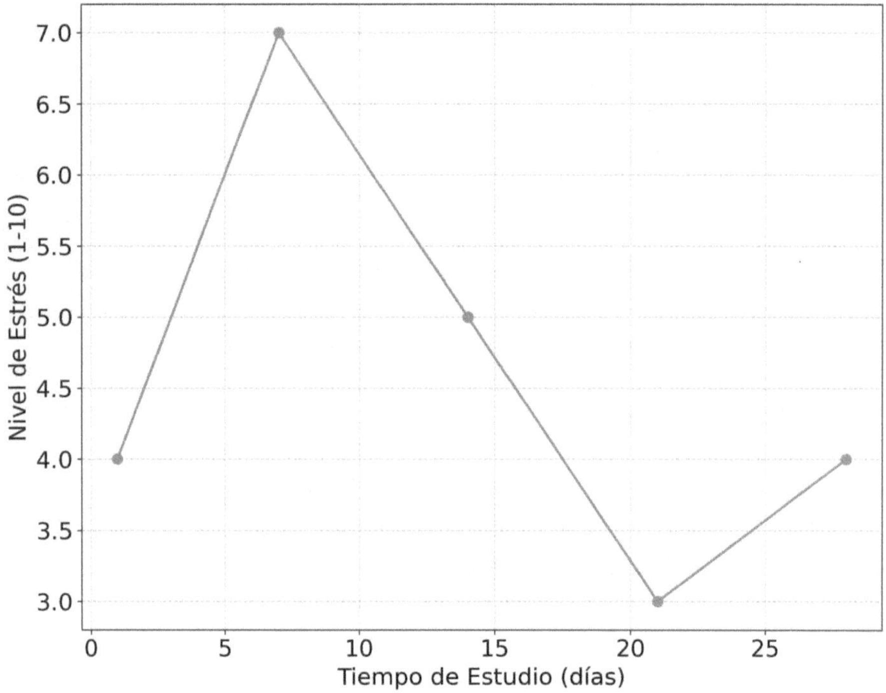

El gráfico muestra la efectividad de las técnicas de manejo del estrés para reducir los niveles de estrés durante la preparación del examen. Si bien el estrés aumenta inicialmente con el aumento del tiempo de estudio, las técnicas implementadas ayudan a controlar y reducir el estrés, lo que lleva a un nivel manejable a medida que se acerca el examen. Esto sugiere que el manejo proactivo del estrés puede mejorar significativamente el rendimiento y el bienestar durante los períodos exigentes.

Desarrollar estrategias para los exámenes

Las estrategias para los exámenes son más que solo memorizar; implican la planificación, organización y ejecución de las fases de aprendizaje hasta el propio examen. Un cronograma bien pensado que considere todo el período de exámenes es fundamental. Este debe incluir no solo tiempos de estudio, sino también márgenes para imprevistos y fases de repaso [s41]. En lugar de trabajar el material de manera lineal, se recomienda un enfoque cíclico. Por ejemplo, se podría primero obtener una visión general de todos los temas y luego trabajar y profundizar en temas individuales en bloques concentrados. Finalmente, una revisión general nuevamente sirve para vincular los temas individuales y consolidar la comprensión general. Este método cíclico promueve el almacenamiento a largo plazo del material de estudio y reduce el riesgo de sentirse abrumado por la cantidad de contenido justo antes del examen. Estudiar en grupo puede enriquecer la preparación para el examen. Al explicar conceptos a otros, no solo se profundiza la propia comprensión, sino que también se beneficia de las perspectivas y el conocimiento de los miembros del grupo [s41]. Cada participante puede asumir la responsabilidad de un tema específico y presentarlo al grupo. Este método de aprendizaje conjunto fomenta la interacción activa con el material y ayuda a identificar y cerrar brechas de conocimiento a tiempo. Además de estructurar el proceso de aprendizaje, el estado personal durante el período de exámenes también es importante. Dormir lo suficiente, hacer ejercicio regularmente y mantener una dieta equilibrada contribuyen significativamente a la capacidad de concentración y al bienestar general [s41]. Breves sesiones de ejercicio o técnicas de relajación pueden ayudar a reducir el estrés y recargar energías. Al integrar estos aspectos en el plan de estudio, se crean condiciones óptimas para una preparación y superación exitosa del examen. Por ejemplo, se puede

programar una breve pausa con movimiento ligero después de cada bloque de estudio más grande.

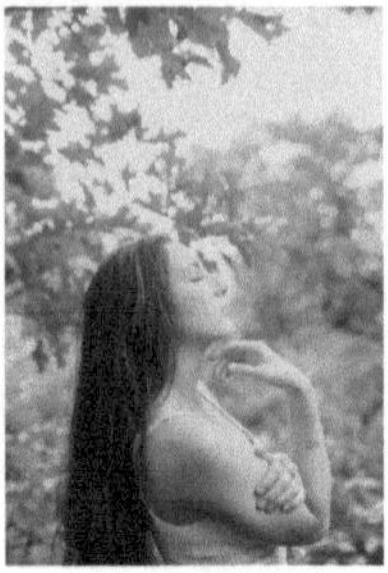

Técnicas de relajación [i31]

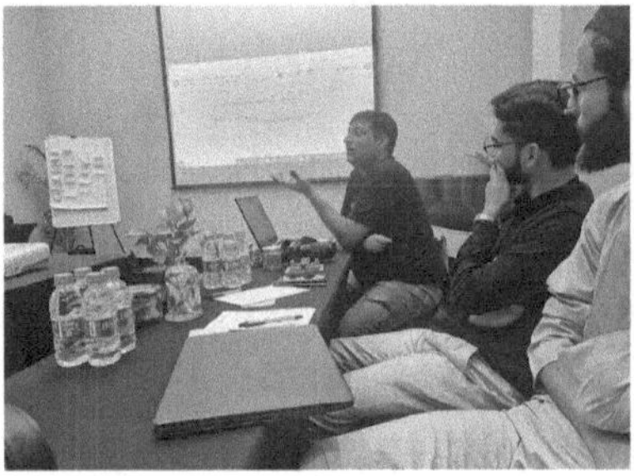

Discusión en grupo [i32]

Bueno saber

Cíclico

Un método de aprendizaje cíclico, donde el material se aborda en varias rondas, puede ser útil para personas con TDAH, ya que fomenta la motivación a través de repeticiones variadas y contrarresta el aprendizaje lineal, que puede volverse rápidamente monótono.

Lineal

El aprendizaje lineal, es decir, abordar el material de principio a fin, puede presentar dificultades para personas con TDAH, ya que la monotonía exige mucho de la concentración y puede llevar a una rápida fatiga.

Márgenes

Planificar márgenes de tiempo es especialmente importante en el TDAH, ya que las dificultades con la planificación del tiempo y el control de impulsos pueden llevar rápidamente a retrasos. Estos márgenes permiten flexibilidad y reducen la presión.

Eficacia de la estrategia de examen (TDAH)

Comparación de estrategias de preparación de exámenes para estudiantes con TDAH.

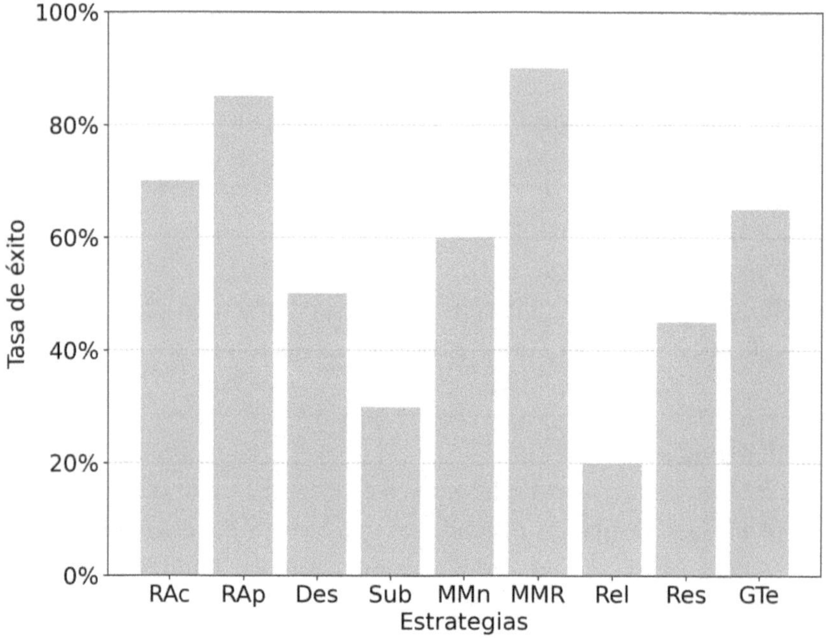

Des: Descansos regulares

MMn: Mapas mentales

RAc: Recuerdo activo

Rel: Relectura

Sub: Subrayar

GTe: Gestión del tiempo

MMR: Mapas mentales + Recuerdo activo

RAp: Recuerdo activo + Descansos

Res: Resumir

Este gráfico destaca la eficacia variable de las diferentes estrategias de preparación de exámenes para estudiantes con TDAH. Las técnicas de gestión del tiempo y recuerdo activo muestran resultados significativamente mejores en comparación con los métodos tradicionales como la relectura. La combinación de estrategias, en particular el recuerdo activo con descansos y mapas mentales, parece producir las tasas de éxito más altas. Esto sugiere que los enfoques de aprendizaje activo y personalizado son cruciales para un rendimiento óptimo en los exámenes en estudiantes con TDAH.

Consejos concretos

- Transforma tu material de estudio en una historia en la que tú seas el protagonista.
- Diseña un cuestionario sobre cada tema y desafíate a ti mismo o a tus amigos.
- Explica tu material de estudio a tus abuelos o a tus hermanos menores.
- Aprovecha el tiempo en el autobús o en el tren para repasar fórmulas o vocabulario en tu mente.
- Asocia los contenidos de aprendizaje con lugares en tu casa: cada habitación representa un tema.
- Escribe fórmulas o definiciones importantes en tarjetas y distribúyelas por la casa.
- Estudia con música que asocies con la materia correspondiente.
- Crea tu propia "simulación de examen" en condiciones realistas.
- Antes del examen, repasa tu material de estudio mientras paseas por el parque.
- Hazte preguntas positivas antes del examen: "¿Qué sé ya?".
- Respira hondo antes del examen para calmar tus nervios.
- Lee las preguntas del examen detenidamente antes de comenzar a responder.
- No olvides: ¡Una buena preparación es la clave del éxito!

Revisión - 2. Vida escolar diaria

La vida escolar diaria representa a menudo un desafío particular para los estudiantes con TDAH. Para garantizar el éxito académico y crear un ambiente de aprendizaje positivo, es necesaria una combinación de estrategias individualmente adaptadas y una colaboración constructiva entre padres, docentes y el propio estudiante. Un aspecto central es la configuración del entorno de aprendizaje. En este sentido, la elección del lugar para sentarse juega un papel decisivo. Un lugar cerca del profesor puede minimizar las distracciones y fomentar la atención. Al mismo tiempo, la proximidad permite un apoyo discreto a través de señales no verbales. Además, el espacio de trabajo, tanto en la escuela como en casa, debe ser lo más libre de estímulos posible para facilitar la concentración. Un escritorio ordenado, buena iluminación y una silla ergonómica pueden contribuir a crear una atmósfera propicia para el aprendizaje.

Además de la configuración del entorno, las técnicas de aprendizaje efectivas son cruciales para el éxito escolar. Aplicar estrategias de toma de notas que vayan más allá de la simple transcripción puede mejorar significativamente el procesamiento y almacenamiento de la información. Notas esquemáticas que reflejan la información clave y la estructura de la clase ofrecen un marco que luego puede ser completado con detalles. Las aplicaciones digitales de notas brindan oportunidades adicionales para enriquecer las transcripciones con imágenes, grabaciones de audio o enlaces. Sin embargo, es importante que estas herramientas se utilicen de manera específica para el aprendizaje y no sirvan como distracción. También en las tareas escolares se recomienda un enfoque estructurado. Un procedimiento fijo con un lugar, tiempo y todos los materiales necesarios definidos reduce las distracciones y fomenta la concentración. Breves y variadas sesiones de práctica, así como el aprendizaje orientado a problemas, donde los estudiantes trabajan activamente en soluciones para situaciones problemáticas realistas, pueden aumentar aún más la motivación y la atención.

La comunicación entre el hogar y la escuela es otro factor importante. Un intercambio regular permite compartir observaciones e información sobre el comportamiento y el desarrollo del aprendizaje del niño. De este modo, padres y docentes pueden desarrollar conjuntamente estrategias para apoyar al estudiante de manera óptima. Un contacto fijo en la escuela, como el tutor de clase o un profesor de orientación, puede coordinar la comunicación y actuar como un punto de referencia central. Además, la implementación de un ajuste individual de desventajas, basado en las necesidades específicas del estudiante, es de gran importancia. Esto puede incluir, por ejemplo, tiempos de examen prolongados, formas alternativas de evaluación o la provisión de herramientas técnicas. Es fundamental que la efectividad de las medidas se revise regularmente y se ajuste si es necesario.

La coordinación de las medidas de apoyo, que se lleva a cabo en estrecha colaboración con padres, docentes y, si es necesario, otros profesionales, como terapeutas, asegura que todos los involucrados trabajen en la misma dirección. Un plan de apoyo individual que defina objetivos y medidas concretas constituye la base para un apoyo exitoso. También el aprendizaje de estrategias de manejo del estrés, como el ejercicio regular, ejercicios de atención plena o técnicas de relajación, puede ayudar a los estudiantes con TDAH a afrontar mejor las exigencias de la vida escolar. El desarrollo de estrategias de examen individuales que vayan más allá de la simple memorización completa el concepto general. Un plan de estudio estructurado con repeticiones integradas y métodos de aprendizaje activos puede reducir la ansiedad ante los exámenes y mejorar el rendimiento académico. Los desafíos de la vida escolar con TDAH se pueden superar. Con las estrategias adecuadas y un entorno de apoyo, los estudiantes afectados pueden desarrollar sus fortalezas y alcanzar con éxito sus objetivos académicos.

3. Entorno de aprendizaje en el hogar

¿Cómo puede ser un hogar que permita un aprendizaje concentrado y, al mismo tiempo, deje espacio para las necesidades infantiles? El entorno doméstico juega un papel central en el éxito educativo de los niños con TDAH, desde el diseño del espacio hasta la rutina diaria. Los padres se enfrentan al desafío de crear estructuras claras y, al mismo tiempo, responder de manera flexible a las necesidades individuales de sus hijos. El equilibrio adecuado entre apoyo y libertad forma la base para un aprendizaje exitoso en el entorno doméstico. En este capítulo, descubrirá enfoques prácticos sobre cómo transformar su hogar en un lugar donde el aprendizaje tenga éxito.

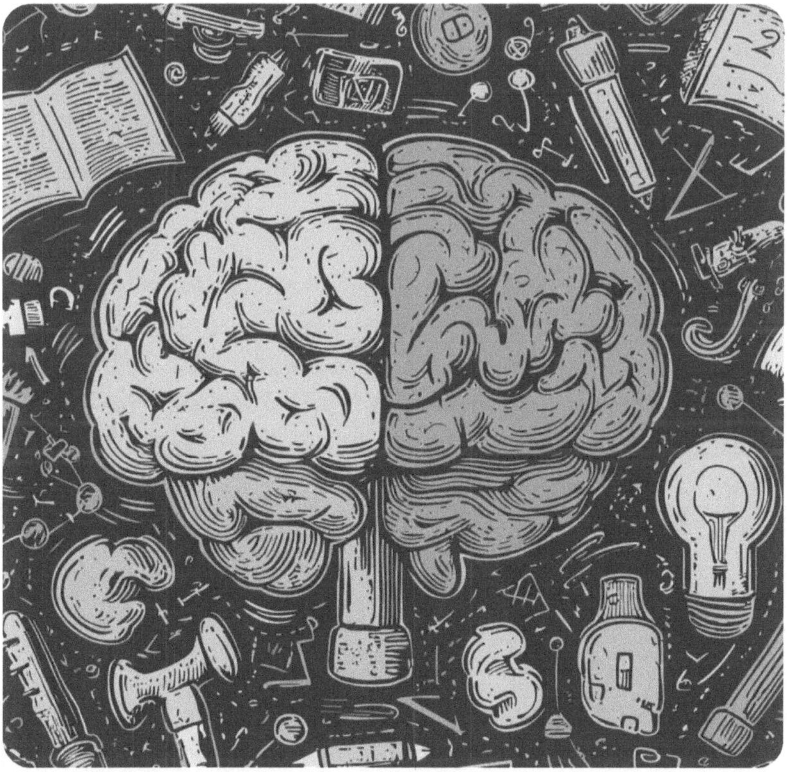

3. 1 Diseño del espacio de aprendizaje

Un espacio de aprendizaje óptimo contribuye significativamente al éxito académico de los estudiantes con TDAH. Los estímulos perturbadores dificultan la concentración, mientras que un entorno bien diseñado fomenta la calma y el enfoque. Este apartado aborda la creación de un espacio de aprendizaje con pocos estímulos, desde la elección del color de las paredes hasta la selección de los muebles. Descubra cómo crear un entorno de aprendizaje en casa que apoye de manera óptima la concentración y la motivación.

Para las personas con TDAH, es fundamental un diseño integral del espacio de aprendizaje que incluya tanto la reducción de estímulos como la organización y presentación óptimas de los materiales de aprendizaje, con el fin de permitir un aprendizaje enfocado y exitoso.

Crear un entorno con pocos estímulos

Para las personas con TDAH, un entorno de aprendizaje con pocos estímulos es importante para poder trabajar concentrados. Los estímulos innecesarios distraen y dificultan el enfoque en los contenidos de aprendizaje. Una habitación con colores de pared neutros y muebles sencillos reduce las distracciones visuales. [s42] Colores brillantes, carteles coloridos o estanterías sobrecargadas deben evitarse, ya que dispersan la atención. [s42] En su lugar, los colores apagados y un entorno ordenado crean tranquilidad y fomentan la concentración. También la elección de los muebles contribuye a la reducción de estímulos. Escritorios y sillas simples y funcionales, sin muchos adornos o patrones llamativos, son ideales. El uso de ayudas visuales como pictogramas puede apoyar la concentración, siempre que sean claros y realistas y se presenten en pasos pequeños y manejables. [s43] Un lugar de trabajo bien estructurado con suficientes opciones de almacenamiento también ayuda a mantener el orden y a centrar la atención en lo esencial. La combinación de diseño del espacio, mobiliario y tecnología influye directamente en el compromiso y la satisfacción de los aprendices. [s44] Un escritorio ordenado con solo los materiales necesarios, por ejemplo, un bolígrafo, un cuaderno y el libro de texto actual, minimiza las distracciones y facilita la concentración. La reducción de estímulos visuales crea así un espacio donde el aprendizaje enfocado es posible. También se deben minimizar los estímulos acústicos. El ruido exterior, la música o las conversaciones interrumpen la concentración. Tapones para los oídos o auriculares con música relajante (por ejemplo, sonidos de la naturaleza) pueden ayudar a bloquear ruidos molestos. [s43]

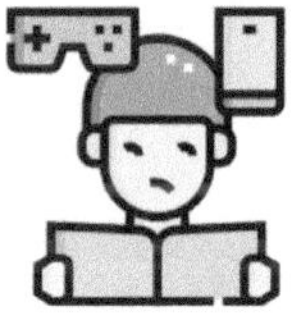

Bueno saber

Pictograma

Los pictogramas son símbolos gráficos simples que transmiten información visualmente. En el contexto del TDAH y el aprendizaje, pueden ayudar a simplificar instrucciones complejas y mejorar la organización. Por ejemplo, los pictogramas en un horario o en cajas de material pueden facilitar la orientación.

TDAH

El TDAH significa trastorno por déficit de atención e hiperactividad y es un trastorno del desarrollo neurobiológico que se puede manifestar a través de la falta de atención, impulsividad e hiperactividad. Un espacio de aprendizaje adecuadamente diseñado puede ayudar a abordar los desafíos asociados con el TDAH en el aprendizaje.

Factores de distracción

Impacto de los estímulos ambientales en el enfoque.

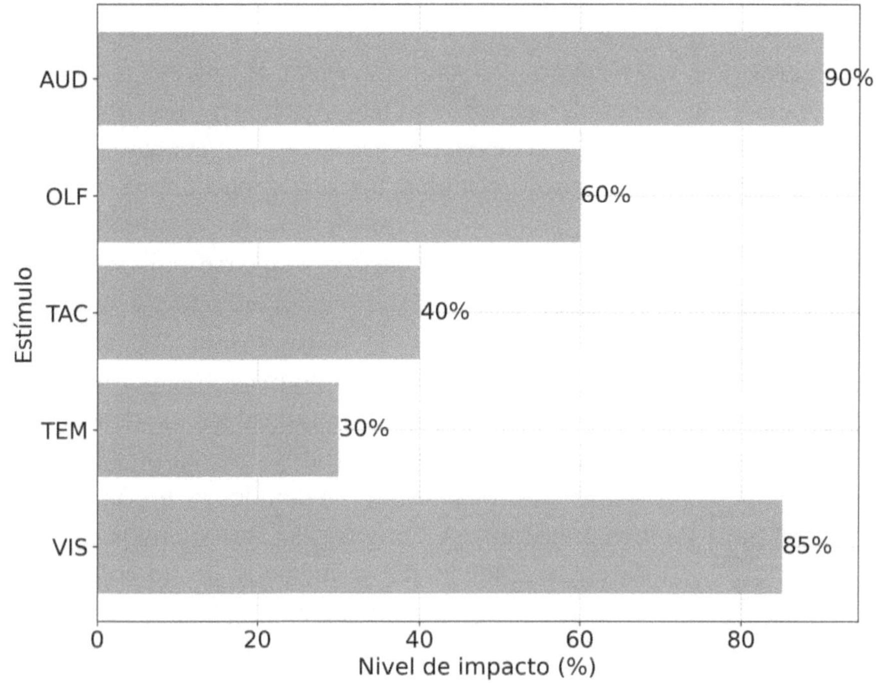

AUD: Auditivo
OLF: Olfativo
TAC: Táctil
TEM: Temperatura
VIS: Visual

El gráfico destaca el impacto significativo de varios factores ambientales en el enfoque y la concentración. Las distracciones visuales representan el mayor desafío, seguidas de cerca por las interrupciones auditivas. Los estímulos táctiles y olfativos tienen un impacto menor, aunque notable, lo que indica la necesidad de un enfoque multisensorial para crear un entorno de aprendizaje de baja estimulación.

Proporcionar materiales de aprendizaje

Los materiales de aprendizaje deben ser seleccionados y presentados cuidadosamente para los estudiantes con TDAH. En lugar de distribuir muchos libros y cuadernos diferentes sobre la mesa, es sensato proporcionar solo los materiales necesarios en ese momento. Un sistema claro, como carpetas marcadas por colores para cada materia, ayuda a mantener el orden y a encontrar rápidamente el material requerido. Los materiales de aprendizaje digitales ofrecen ventajas adicionales gracias a su adaptabilidad. El tamaño de la fuente se puede cambiar, los textos pueden ser leídos en voz alta y los ejercicios interactivos ofrecen diversas oportunidades de aprendizaje. Así, los medios digitales pueden adaptarse individualmente a las necesidades del estudiante [s45]. También el tipo de materiales juega un papel importante. En lugar de trabajar solo con textos, se pueden incorporar ayudas visuales como diagramas, mapas mentales o videos para hacer el contenido más comprensible y aumentar la motivación. Actividades prácticas o experimentos ofrecen otra forma de procesar activamente el contenido y profundizar la comprensión. A través de la combinación de diferentes materiales y métodos de aprendizaje, el aprendizaje se vuelve más variado e individualizado, lo que puede influir positivamente en la concentración y motivación de los estudiantes con TDAH [s45]. La provisión de estructuras claras y rutinas en el manejo de los materiales de aprendizaje facilita a los estudiantes organizarse y trabajar de manera autónoma. Un lugar fijo para cada material y una lista de verificación para completar tareas crean un entorno de aprendizaje predecible y reducen el estrés. El diseño del espacio de aprendizaje y la selección de los materiales deben estar coordinados para crear un entorno de aprendizaje óptimo.

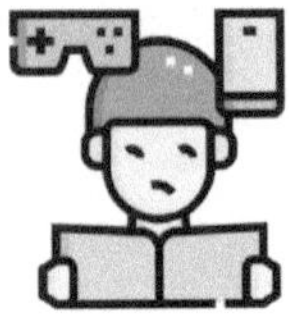

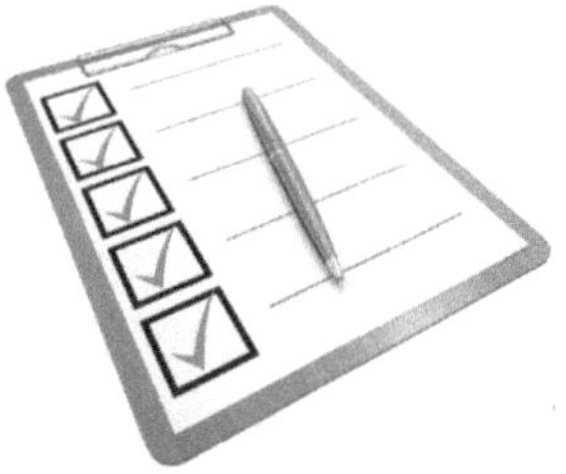

Lista de verificación [i33]

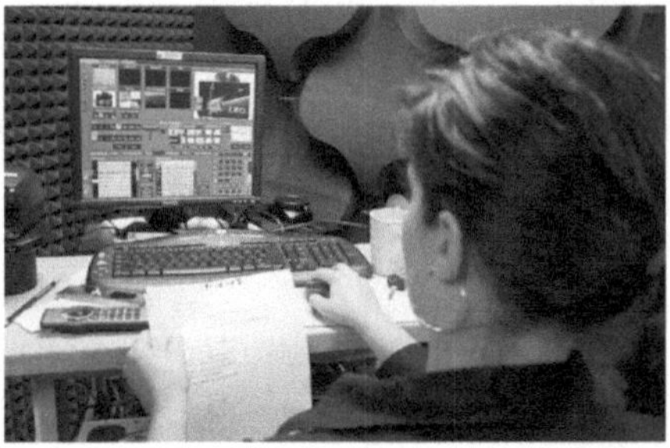

Vídeo [i34]

Bueno saber

Ayudas visuales

Las ayudas visuales, como imágenes, diagramas o mapas mentales, apoyan a los estudiantes con TDAH al presentar información compleja de manera más comprensible y mejorar la retentiva. Atraen a diferentes tipos de aprendizaje y reducen la carga cognitiva.

Ejercicios interactivos

Los ejercicios interactivos, como juegos de aprendizaje digitales, pueden fomentar la motivación y la atención de los estudiantes con TDAH, ya que la participación activa y la retroalimentación inmediata hacen que el proceso de aprendizaje sea más interesante y mejoran la concentración.

Materiales de aprendizaje digitales

Los materiales de aprendizaje digitales ofrecen opciones de adaptación flexibles, como el tamaño de la fuente o la función de lectura en voz alta. Esto permite un aprendizaje individualizado, adaptado a las necesidades específicas de los estudiantes con TDAH, promoviendo así la concentración y la comprensión.

Intensidad de Uso del Material de Aprendizaje

Relación entre la complejidad del material de aprendizaje, el nivel de compromiso y la inversión de tiempo para los estudiantes con TDAH.

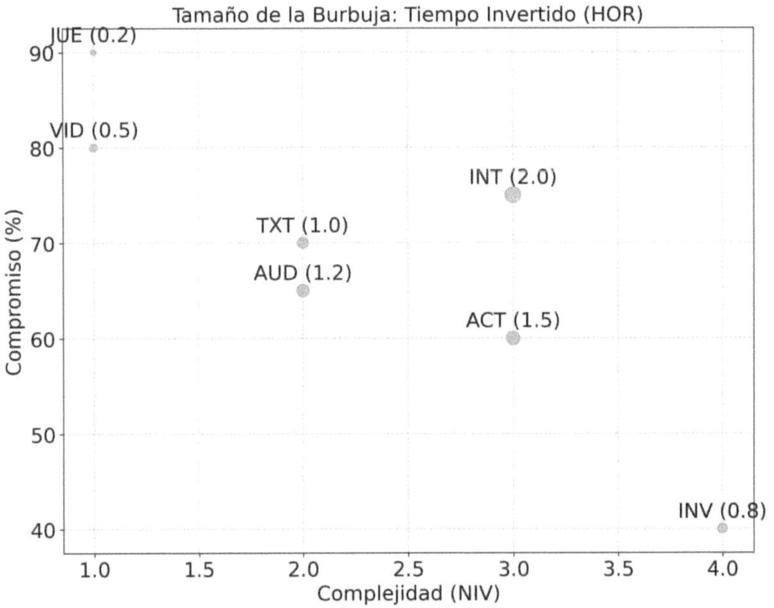

Blasengröße: Tiempo Invertido (HOR)

ACT: Actividades

AUD: Audio

INT: Interactivo

INV: Investigación

JUE: Juegos

TXT: Libros de Texto

VID: Videos

El gráfico revela que los materiales de aprendizaje más simples (baja complejidad) a menudo conducen a un mayor compromiso, pero no necesariamente a tiempos de estudio más largos. Los materiales altamente complejos pueden resultar en un menor compromiso y sesiones de estudio más cortas, lo que podría indicar frustración o evasión. Los materiales con complejidad moderada parecen lograr un equilibrio, mostrando potencial para un compromiso sostenido y una mayor inversión de tiempo, lo que sugiere un punto óptimo para un aprendizaje efectivo.

Consejos concretos

- Dirija su mirada hacia las fuentes de luz en su espacio de aprendizaje. Aproveche la luz natural, lámparas regulables y, si es necesario, iluminación puntual para crear una atmósfera agradable y que favorezca la concentración.
- Experimente con diferentes aromas. Un sutil olor a limón o lavanda, por ejemplo, puede aumentar su concentración y bienestar.
- Integre elementos naturales en su espacio de aprendizaje. Las plantas de interior, una pequeña fuente o incluso una imagen de la naturaleza pueden tener un efecto calmante y estimular la creatividad.
- Cree un espacio de aprendizaje flexible. Consiga, por ejemplo, un escritorio móvil o un puff, para cambiar regularmente su posición de estudio y así fomentar su concentración.
- Personalice su espacio de aprendizaje con citas inspiradoras o imágenes que lo motiven y le generen una sensación positiva.
- Utilice la superficie vertical de sus paredes. Cuélgue pizarras blancas o tableros de corcho para visualizar sus pensamientos y estructurar el material de estudio.
- Organice sus materiales de estudio por áreas temáticas y guarde los documentos no necesarios en armarios o cajas cerradas para minimizar las distracciones visuales.
- Cree un área "analógica", libre de dispositivos digitales. Aquí podrá tomar notas, dibujar o simplemente reflexionar sin interrupciones.

3. 2 Organización familiar

La organización familiar influye de manera significativa en el entorno de aprendizaje de los niños con TDAH. Los procesos estructurados y una vida familiar armoniosa fomentan la concentración y el bienestar emocional, mientras que los conflictos no resueltos y la falta de rutinas dificultan el aprendizaje. Este apartado destaca los desafíos y la utilidad práctica de una estructura familiar bien organizada para el éxito educativo. Descubra cómo crear un entorno de aprendizaje positivo y propicio para su hijo.

Las rutinas familiares consistentes, tanto en el ámbito del aprendizaje como en el manejo de conflictos, crean un entorno estable y seguro que ayuda a los niños con TDAH a desarrollar su potencial.

Establecer rituales de aprendizaje

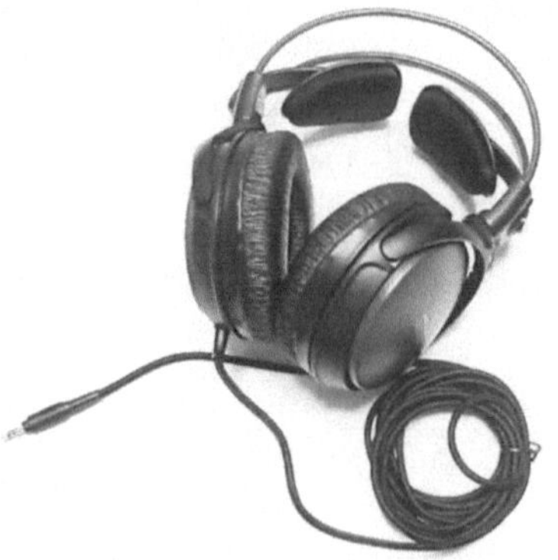

Auriculares [i35]

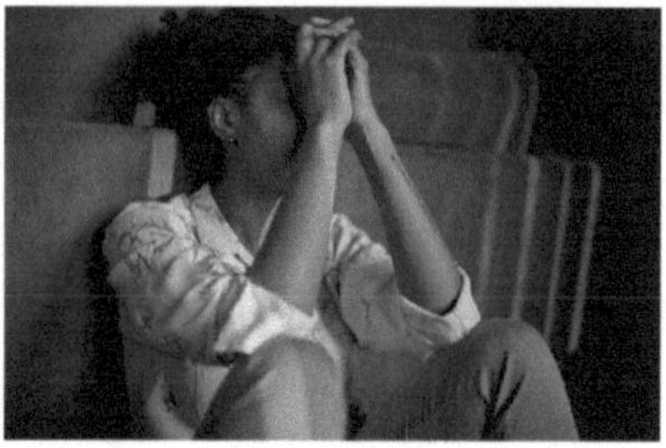

Estrés [i36]

Los rituales de aprendizaje ofrecen estructura y previsibilidad, lo que puede ser especialmente útil para familias con niños afectados por TDAH. Al igual que un ritual de sueño fijo [s46], que ayuda a los niños a prepararse para la noche, los rituales de aprendizaje crean un marco para el trabajo concentrado. Este marco minimiza las distracciones y fomenta la concentración. Un ritual de aprendizaje debe consistir en elementos fijos y recurrentes. Esto puede ser un lugar de trabajo específico, siempre los mismos lápices y cuadernos, o un breve ritual de limpieza del escritorio antes de comenzar con las tareas. Es importante la regularidad, para que el ritual se automatice y el niño pueda prepararse mentalmente para el aprendizaje [s47]. Esta previsibilidad reduce el estrés y brinda seguridad al niño. La configuración exacta del ritual debe adaptarse individualmente a las necesidades del niño. Un ritual también puede constar de varios pasos: primero beber un vaso de agua, luego limpiar el escritorio, después revisar el horario y finalmente comenzar con las tareas. De este modo, el aprendizaje se integra en un proceso claro que apoya al niño a mantenerse enfocado y a asociar el aprendizaje con una sensación positiva. La introducción gradual y la adaptación a individuelle_beduerfnisse [s46] son cruciales para el éxito. Al igual que con los rituales de sueño [s46], que se adaptan a las necesidades individuales del niño y de la familia, los rituales de aprendizaje deben ser flexibles. Por ejemplo, un niño que reacciona especialmente sensible a los ruidos puede aprender con auriculares. Otro niño puede necesitar pausas regulares para moverse. La flexibilidad permite ajustar el ritual de manera óptima a las necesidades específicas y así crear el mejor entorno de aprendizaje posible. Establecer rutinas fijas requiere tiempo y paciencia [s47]. Es importante establecer expectativas realistas y apoyar al niño en la implementación. Especialmente en caso de interrupciones del ritual, como por enfermedad o citas imprevistas, es fundamental retomar el ritual lo más pronto posible. La consistencia es la clave del éxito [s48]. A través de la repetición regular de las acciones ritualizadas, estas se automatizan y así se reduce la carga cognitiva [s49]. El niño ya no tiene que pensar conscientemente en cada uno de los pasos, sino que puede concentrarse completamente en el aprendizaje. Esto conduce a una mayor eficiencia y al mismo tiempo reduce el estrés y la ansiedad. La estructura y previsibilidad de los rituales fortalecen la sensación de control y autoconfianza [s49], lo que impacta positivamente en la motivación para aprender y en el rendimiento. Por lo tanto, los rituales de aprendizaje son una herramienta valiosa para proporcionar a los niños con TDAH un entorno de aprendizaje estructurado y exitoso.

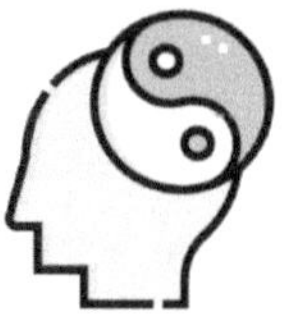

Bueno saber

Flexibilidad

La flexibilidad en la creación de rituales de aprendizaje permite adaptarlos a las necesidades individuales de los niños con TDAH y así crear un entorno de aprendizaje óptimo.

Consistencia

La consistencia en la realización de rituales de aprendizaje es crucial para maximizar los efectos positivos y proporcionar a los niños con TDAH un entorno de aprendizaje estable.

Automatización

A través de la automatización de los rituales de aprendizaje, se reduce la carga cognitiva para los niños con TDAH, ya que no necesitan concentrarse activamente en cada paso individual.

Eficacia de los Rituales de Aprendizaje

Impacto de los rituales en el éxito académico (TDAH)

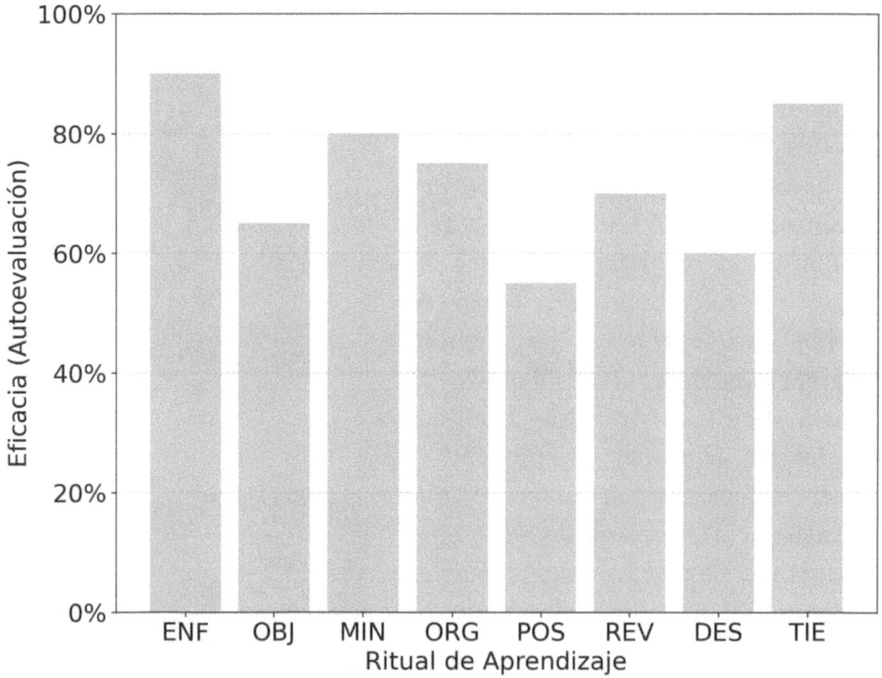

DES: Descansos Programados

ENF: Técnicas de Enfoque

MIN: Minimizar Distracciones

OBJ: Establecer Objetivos

ORG: Espacio de Trabajo Organizado

POS: Autoafirmación Positiva

REV: Revisión Regular

TIE: Gestión del Tiempo

Estos datos sugieren que la implementación consistente de rituales de aprendizaje mejora significativamente el rendimiento académico. Si bien los resultados individuales varían, la tendencia general indica una fuerte correlación entre la adherencia a los rituales y los resultados positivos. Específicamente, los rituales que se centran en la organización, la gestión del tiempo y las sesiones de estudio enfocadas muestran el mayor impacto. Esto destaca la importancia de las rutinas estructuradas para los estudiantes con TDAH en la gestión de su entorno de aprendizaje y la maximización de su potencial.

Resolver conflictos de forma constructiva

Una vida familiar armoniosa contribuye significativamente al éxito académico de los niños, especialmente aquellos con TDAH. Los conflictos son inevitables, pero la forma en que se manejan moldea la atmósfera familiar y el bienestar emocional de todos los miembros. En lugar de suprimir los conflictos, las familias deberían aprender a resolverlos de manera constructiva. Esto significa abordar las tensiones abiertamente y buscar soluciones en conjunto que consideren las necesidades de todos los involucrados. Los padres pueden transmitir habilidades importantes a través de su ejemplo en el manejo de conflictos. El pensamiento inductivo, es decir, explicar las consecuencias de las acciones, ayuda a los niños a entender la perspectiva de los demás y a desarrollar sus propios enfoques de solución. La disciplina consistente, combinada con una comunicación empática, crea un marco seguro en el que los niños aprenden a manejar la frustración y las diferencias de opinión. Al igual que con los rituales de aprendizaje, la regularidad en el manejo de conflictos es crucial. Cuando un desacuerdo se resuelve de manera constructiva, los niños experimentan que los conflictos son solucionables y no necesariamente conducen a consecuencias negativas. Esto fortalece su confianza en sí mismos y sus estrategias de afrontamiento emocional. Las niñas, en particular, suelen

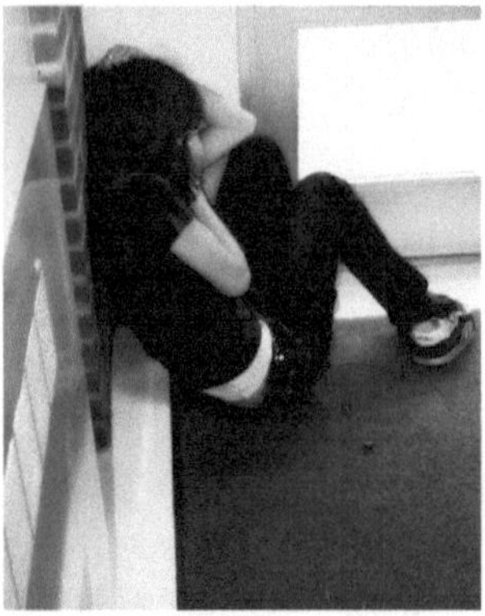

Depresión [i37]

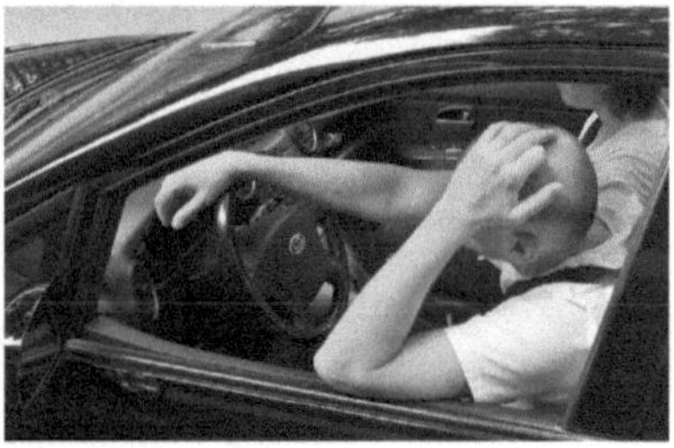

frustración [i38]

reaccionar de manera más sensible a las tensiones no expresadas y, por lo tanto, se benefician especialmente de una comunicación clara y estrategias constructivas de resolución de conflictos. Los padres deben prestar atención a cómo manejan ellos mismos los conflictos, ya que los niños adoptan estos patrones de comportamiento dentro de la familia. Si los conflictos se manejan de manera destructiva de forma constante, aumenta el riesgo de problemas internalizantes en los niños, como la ansiedad o la depresión. Los conflictos destructivos, caracterizados por la agresión o la evitación, socavan el sentido de seguridad de los niños y afectan su vínculo con los padres. Una atmósfera familiar positiva, en la que los conflictos se abordan abiertamente y se resuelven de manera constructiva, no solo contribuye al bienestar emocional de los niños, sino que también tiene un impacto positivo en sus relaciones futuras. Estudios muestran que los jóvenes adultos que crecieron en un clima familiar positivo tienden a ser menos propensos a la violencia en las relaciones y experimentan sentimientos más fuertes de amor. Por lo tanto, la capacidad de resolver conflictos de manera constructiva es una competencia importante que los niños aprenden en el hogar y que les será útil a lo largo de su vida. Un entorno familiar armonioso, caracterizado por una comunicación abierta y un enfrentamiento constructivo, crea las mejores condiciones para el desarrollo emocional y el éxito académico de los niños, especialmente aquellos con TDAH.

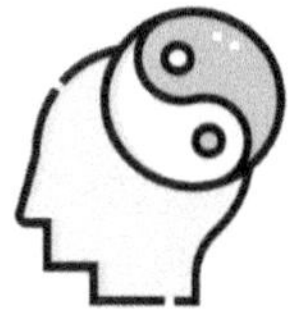

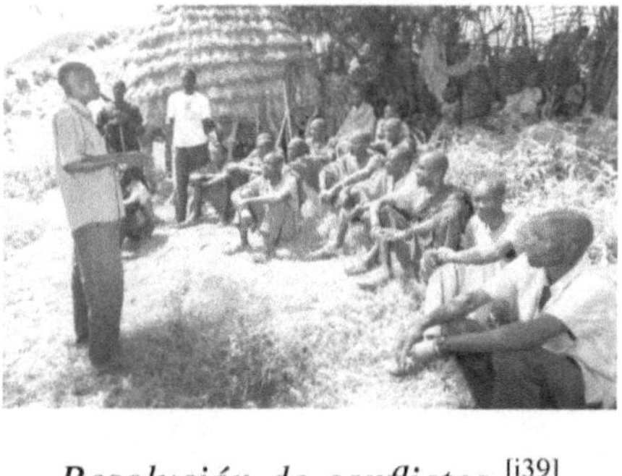

Resolución de conflictos [i39]

Bueno saber

Disciplina consistente

La disciplina consistente, con reglas claras y consecuencias, ofrece a los niños con TDAH orientación y seguridad, lo cual es importante para estructurar la vida familiar y mejorar la capacidad de aprendizaje.

Pensamiento inductivo

El pensamiento inductivo puede ayudar a los niños con TDAH a reconocer las conexiones entre el comportamiento y las consecuencias, lo que fomenta la autorregulación y la comprensión de las reglas en la vida familiar.

Problemas internalizantes

Los problemas internalizantes, como la ansiedad y la depresión, pueden verse exacerbados en niños con TDAH debido a conflictos destructivos constantes en la vida familiar, afectando negativamente su capacidad de aprendizaje.

Progreso en la Resolución Constructiva de Conflictos

Mejora en las habilidades de resolución de conflictos a lo largo del tiempo.

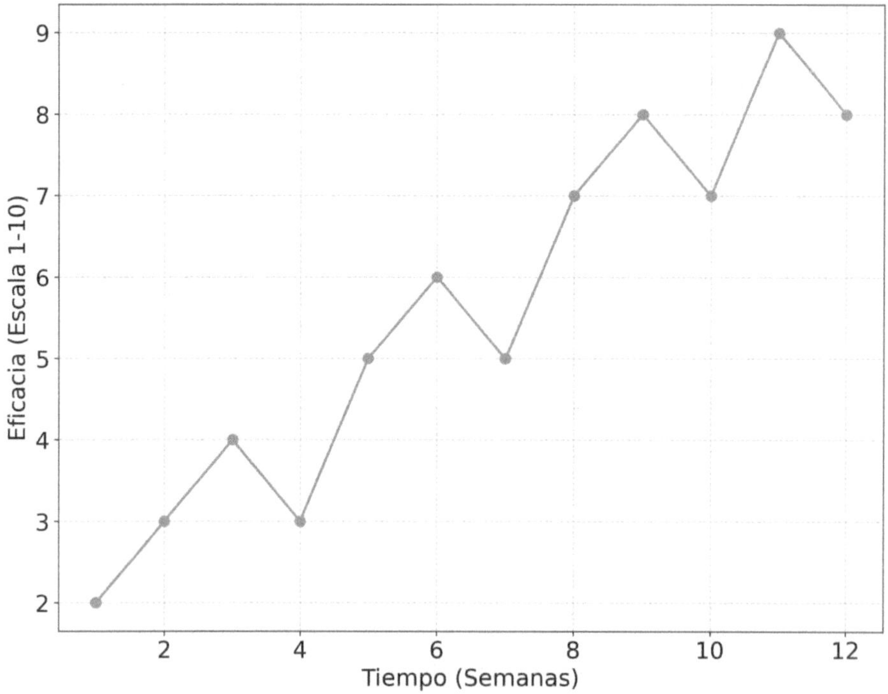

El gráfico muestra una tendencia general al alza, lo que indica una mejora en las habilidades de resolución de conflictos. Las caídas sugieren que los reveses son una parte normal del proceso, pero la trayectoria general es positiva. Esto destaca la importancia del esfuerzo constante y la aplicación de las estrategias aprendidas. Si bien el progreso puede no ser lineal, el enfoque continuo en la comunicación constructiva y la resolución de problemas conduce a mejores resultados con el tiempo.

Consejos concretos

- Cree un plan de aprendizaje familiar semanal que incluya horarios de estudio fijos para todos los miembros de la familia, con el fin de fomentar un clima de aprendizaje conjunto.
- Al final de cada semana, discutan juntos los éxitos y desafíos en el aprendizaje y ajusten el plan de aprendizaje familiar de manera flexible.
- Desarrolle un sistema de señales familiares que permita a cada miembro de la familia indicar de forma no verbal cuando necesita tiempo de estudio concentrado.
- Establezca una 'caja de ideas' común, en la que cada miembro de la familia pueda depositar consejos y trucos de aprendizaje que luego se probarán juntos.
- Organice 'citas de aprendizaje' regulares dentro de la familia, donde los hermanos se apoyen mutuamente en el aprendizaje o los padres aprendan junto a sus hijos.
- Integre elementos lúdicos en la vida familiar diaria que fomenten la concentración y la memoria, como rompecabezas o juegos de memoria en conjunto.
- Lleve un diario de aprendizaje familiar, en el que cada miembro de la familia registre sus logros, desafíos y nuevos conocimientos.
- Celebren juntos los objetivos de aprendizaje alcanzados, por ejemplo, con una comida especial o una excursión familiar, para fortalecer la motivación y la cohesión.
- Establezca un 'tiempo de desconexión digital' para toda la familia, en el que se apaguen todos los dispositivos electrónicos, para fomentar la concentración y la comunicación.

3. 3 Apoyo de los padres

Los padres desempeñan un papel decisivo en el entorno de aprendizaje en el hogar de los niños con TDAH. Desde la gestión del uso de los medios hasta la promoción de la autonomía, se presentan diversos desafíos. Un apoyo efectivo requiere una comprensión de las necesidades infantiles y el desarrollo de estrategias individuales. El equilibrio entre la acompañamiento y la promoción de la responsabilidad personal es fundamental, al igual que la creación de una atmósfera de aprendizaje positiva. Siga leyendo para descubrir enfoques concretos y ayudas para la creación de un entorno de aprendizaje óptimo.

Los padres deben involucrarse activamente en el proceso de aprendizaje y actuar como un modelo positivo, en lugar de limitarse a proporcionar materiales de estudio. Al mismo tiempo, es importante guiar a los niños gradualmente hacia la autonomía, permitiéndoles asumir responsabilidades y reflexionar sobre su proceso de aprendizaje.

Acompañamiento en el aprendizaje

El acompañamiento en el aprendizaje requiere de los padres un papel activo que va más allá de la simple provisión de materiales de aprendizaje. Es especialmente relevante la gestión de la utilización de medios. Los padres que limitan su propio tiempo frente a la pantalla sirven de modelo y, de este modo, influyen positivamente en la duración del uso que hacen sus hijos [s50]. El acompañamiento activo y la comunicación durante el tiempo de pantalla, por ejemplo, a través de ver juntos programas adecuados para la edad y discutir el contenido posteriormente [s51], fomentan el desarrollo cognitivo y evitan que las pantallas se utilicen como "niñeras electrónicas" [s50]. Reglas claras y un uso activo de los medios por parte de los padres reducen el tiempo de pantalla de los niños y promueven estilos de vida más saludables [s50]. La calidad de la interacción parental, como jugar o leer juntos, tiene un efecto positivo en el desarrollo del lenguaje, mientras que la televisión de fondo disminuye la calidad de la interacción y, por ende, afecta negativamente el desarrollo del lenguaje [s51]. Los padres deben reconocer las necesidades e intereses de sus hijos e incluirlos como tomadores de decisiones en el proceso de aprendizaje, similar al enfoque de la Atención Centrada en la Familia (FZP) [s52]. La FZP enfatiza la asociación entre la familia y los profesionales en el desarrollo de planes de atención y, en un sentido más amplio, también de aprendizaje [s52]. Al igual que en la terapia, donde la calidad de la relación entre padres y terapeutas influye en el éxito del tratamiento [s53], en el aprendizaje la relación entre padres e hijos es crucial. Los padres que buscan apoyo en situaciones de aprendizaje estresantes y desarrollan estrategias fomentan la disposición para aprender de sus hijos [s53]. La inclusión de la familia en el proceso de aprendizaje fortalece el control sobre los planes de aprendizaje y promueve el bienestar [s52]. Herramientas tecnológicas, como recordatorios para los tiempos de estudio, pueden mejorar la estructura de la rutina de aprendizaje [s53]. Las experiencias de la pandemia muestran que los padres que, debido al cierre de escuelas, actuaron como acompañantes de aprendizaje, a menudo se vieron abrumados por la doble carga de trabajo y la educación en casa [s54]. La comunicación entre la familia y la escuela, apoyada por plataformas digitales, fue útil, pero presentó muchas familias ante obstáculos técnicos [s54]. A pesar de las dificultades, algunos padres descubrieron aspectos positivos de la educación en casa e integraron estos aspectos a largo plazo en la rutina de aprendizaje de sus hijos [s54]. El apoyo de profesionales y el intercambio con otros padres pueden ayudar a desarrollar estrategias propias y enfrentar los desafíos del acompañamiento en el aprendizaje [s55].

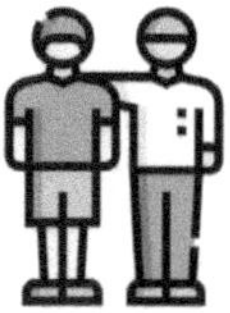

Bueno saber

Desarrollo cognitivo

El desarrollo cognitivo abarca habilidades como pensar, aprender, recordar, resolver problemas y desarrollar el lenguaje. Un entorno estimulante y las interacciones positivas con figuras de referencia fomentan este desarrollo, especialmente en niños con TDAH.

Plataformas digitales

Las plataformas digitales, como aplicaciones de aprendizaje, foros en línea o herramientas de comunicación, pueden apoyar la comunicación entre la escuela y la familia y facilitar el acceso a materiales de aprendizaje e información. También pueden ser útiles para la organización de la rutina de aprendizaje y el intercambio con otros padres.

Utilización de medios

La gestión consciente de la utilización de medios en la vida familiar juega un papel importante en la concentración y el comportamiento de aprendizaje de los niños con TDAH. Reglas claras y acuerdos sobre el tiempo frente a la pantalla, contenidos adecuados para la edad y el uso compartido de medios pueden tener un impacto positivo.

Estrategias de Apoyo Parental para Estudiantes con TDAH

Distribución de estrategias efectivas de apoyo parental para estudiantes con TDAH.

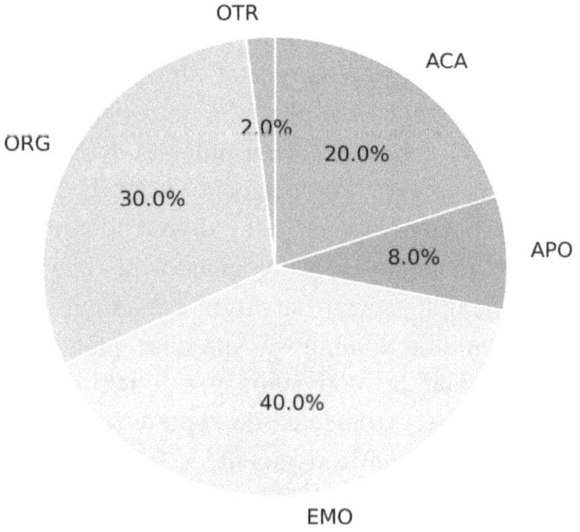

ACA: Apoyo Académico (Tutoría, Ayuda con las Tareas, Técnicas de Estudio)
APO: Apoyo (Comunicación con los maestros, gestión del plan IEP/504)
EMO: Apoyo Emocional (Ánimo, Comprensión, Refuerzo Positivo)
ORG: Asistencia Organizativa (Gestión del Tiempo, Planificación, Estructura)
OTR: Otros (Estrategias Individualizadas)

Este gráfico destaca la importancia de un enfoque multifacético para apoyar a los estudiantes con TDAH. Si bien el apoyo emocional forma la base, la asistencia organizativa y académica es crucial para el éxito. La defensa juega un papel más pequeño, pero vital, para garantizar que el estudiante reciba las adaptaciones y la comprensión adecuadas dentro del sistema educativo. La porción relativamente pequeña que representa 'Otros' sugiere que si bien las necesidades individuales pueden variar, las estrategias de apoyo centrales siguen siendo consistentes.

Fomentar la motivación

La motivación no es una característica estática, sino un proceso que puede ser influenciado por la configuración del entorno familiar. Los padres pueden fortalecer la motivación intrínseca de sus hijos fomentando sus necesidades psicológicas básicas de autonomía, competencia y conexión social [s56]. La autonomía significa otorgar al niño libertades de decisión en el proceso de aprendizaje; por ejemplo, puede elegir entre diferentes tareas para hacer los deberes o determinar el momento en que desea realizarlos. La sensación de competencia surge de las experiencias de éxito. Los padres pueden apoyar esto dividiendo las tareas en pasos más pequeños y manejables y elogiando al niño por los logros parciales. La conexión social se fortalece a través de relaciones positivas con la familia y amigos. Aprender juntos con hermanos o amigos puede aumentar la motivación y al mismo tiempo fomentar la interacción social. Un ambiente de aprendizaje de apoyo y no controlador contribuye significativamente a la calidad de la motivación y mejora el bienestar del niño [s56]. Los padres deben estar atentos a reconocer y cambiar patrones de interacción negativos para fortalecer la relación con el niño [s57]. El refuerzo positivo es una herramienta eficaz para fomentar el comportamiento deseado [s57]. En lugar de reprender el comportamiento inapropiado, los padres deben elogiar y recompensar al niño por comportamientos positivos. Es importante ajustar las recompensas individualmente al niño y utilizar diferentes refuerzos para distintos comportamientos [s58]. Por ejemplo, un niño puede ser recompensado con un breve descanso para jugar por trabajar concentrado, mientras que para completar una tarea especialmente difícil se puede acordar una actividad conjunta con los padres. Especialmente en niños con TDAH, es crucial proporcionar las recompensas inmediatamente después del comportamiento deseado y mantener altas tasas de refuerzo, especialmente al aprender nuevos comportamientos [s58]. Al

mismo tiempo, se debe observar atentamente la reacción emocional del niño ante la retirada de recompensas o castigos para evitar efectos negativos [s58]. Involucrar a los maestros en el entrenamiento conductual puede aumentar la efectividad de las intervenciones y fomentar aún más la motivación del niño [s57]. Los entrenamientos para padres que se adaptan a las necesidades individuales de la familia aumentan la motivación y el compromiso de los padres [s57]. La calidad de la participación parental es decisiva: los enfoques de apoyo tienen un impacto más positivo en el rendimiento escolar que los enfoques controladores [s59].

Bueno saber

Conexión social

La conexión social juega un papel importante en el bienestar y la motivación. Las actividades de aprendizaje conjuntas con amigos o familiares pueden fomentar la interacción social y hacer que el aprendizaje sea más agradable.

Refuerzo positivo

El refuerzo positivo significa fortalecer el comportamiento deseado a través de elogios, recompensas o atención positiva. Esto puede aumentar la motivación del niño y fortalecer su autoestima.

Terapia conductual

La terapia conductual puede ayudar a los padres a reconocer y cambiar patrones de comportamiento desfavorables en su hijo. Se aprenden estrategias para fomentar el comportamiento positivo y reducir el comportamiento no deseado.

Motivación intrínseca

La motivación intrínseca se refiere al aprendizaje por interés propio y al placer de la actividad en sí. En niños con TDAH, esto puede fomentarse eligiendo contenidos de aprendizaje interesantes y vinculándolos con sus fortalezas.

Impacto del Apoyo Parental en la Motivación

Correlación entre el apoyo parental y los niveles de motivación de los estudiantes.

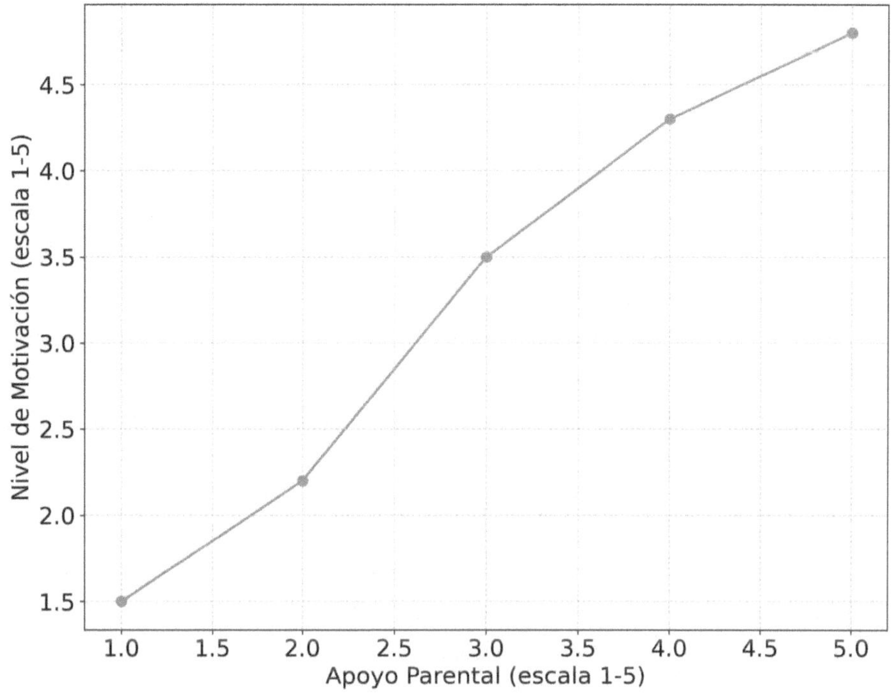

El gráfico muestra una correlación positiva entre el apoyo parental y la motivación del estudiante. Los niveles más altos de apoyo se correlacionan con una mayor motivación, lo que sugiere que la participación activa de los padres juega un papel crucial en el éxito académico de un estudiante. Si bien otros factores ciertamente contribuyen, estos datos destacan el impacto significativo que los padres pueden tener.

Fortalecer la autonomía

Fomentar la autonomía en el proceso de aprendizaje significa capacitar a los niños, de manera gradual, para planificar, llevar a cabo y controlar tareas de forma independiente. Un aspecto importante es el fomento de la autoeficacia, es decir, la convicción del niño de poder enfrentar con éxito los desafíos de aprendizaje [s60]. Esta autoeficacia se ve influenciada positivamente por un estilo de crianza autoritativo, caracterizado por expectativas y reglas claras, pero al mismo tiempo por calidez, apoyo y la concesión de libertades de decisión [s60]. En lugar de dictar todos los pasos de aprendizaje, los padres pueden, por ejemplo, involucrar a los niños en la planificación de las tareas escolares y establecer prioridades juntos o permitirles elegir el lugar de estudio. De este modo, el niño experimenta autonomía y desarrolla un sentido de control sobre el proceso de aprendizaje. Otro paso para fomentar la autonomía es la transferencia gradual de responsabilidades. Inicialmente, los padres pueden acompañar de cerca y ofrecer ayuda, para luego reducir lentamente el apoyo y permitir al niño más independencia. Así, el niño aprende a desarrollar sus propias estrategias de solución y a enfrentar desafíos. La reforzamiento positivo de los logros parciales y la destacación de los avances ya alcanzados fortalecen la confianza en sí mismo y motivan al niño a perseguir más objetivos de aprendizaje de manera independiente. Una rutina de aprendizaje estructurada con horarios y lugares de estudio fijos proporciona al niño orientación y apoya el desarrollo de rutinas de aprendizaje autónomas. Se pueden utilizar ayudas visuales, como un planificador semanal, para visualizar tareas y fechas y proporcionar al niño una visión general de sus compromisos. La reflexion del proceso de aprendizaje con el niño, en la que se discuten juntos los éxitos y las dificultades, también contribuye a fomentar la autonomía. El niño aprende a analizar su propio proceso de aprendizaje, a aprender de los errores y a desarrollar estrategias para futuros desafíos de

aprendizaje. La capacidad de auto-reflexión es un requisito importante para el aprendizaje a lo largo de la vida y permite al niño orientarse también en situaciones de aprendizaje nuevas y desconocidas. A través del fomento específico de la autonomía en el proceso de aprendizaje, los padres pueden preparar óptimamente a sus hijos para los desafíos de la vida escolar y profesional posterior. [s60]

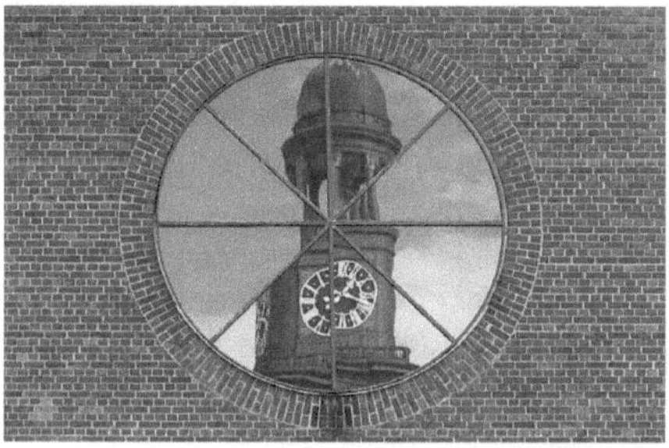

Reflexión [i40]

Estrategias de Apoyo para Estudiantes con TDAH

Impacto de diversas estrategias de apoyo en la autonomía del estudiante.

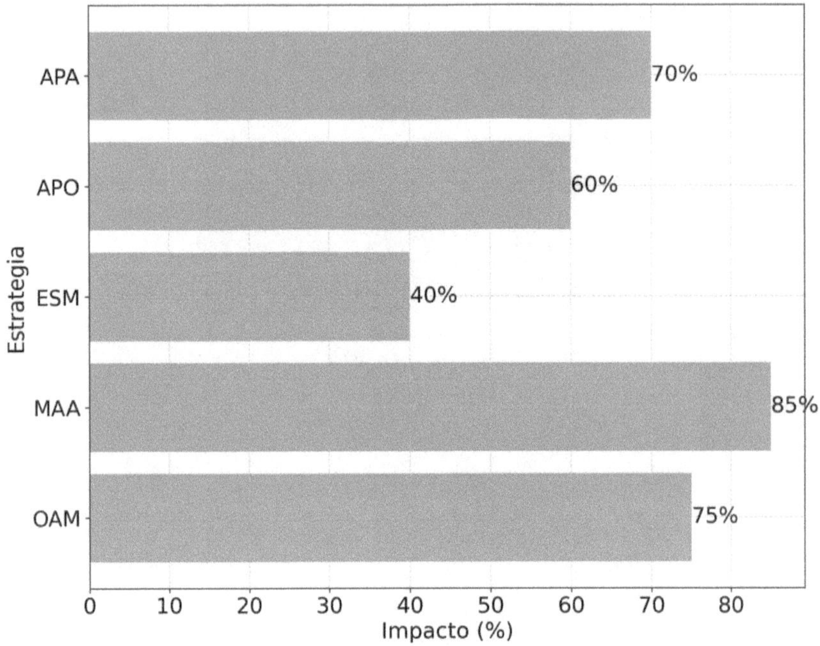

APA: Autodefensa

APO: Organización Académica

ESM: Apoyo Emocional

MAA: Medio Ambiente de Aprendizaje

OAM: Organización y Administración de Tareas

La participación de los padres en la organización académica muestra el mayor impacto positivo en la autonomía del estudiante. Si bien el apoyo emocional es valioso, parece estar menos directamente relacionado con el fomento de la independencia. Centrarse en el apoyo práctico y el desarrollo de habilidades organizativas parece producir mayores ganancias de autonomía.

Consejos concretos

- "Cree rituales que marquen el inicio del aprendizaje, por ejemplo, encender una vela o ponerse un gorro de aprendizaje especial.
- Transforme su hogar en una "casa de exploradores", donde cada habitación albergue un tema de aprendizaje diferente (cocina de matemáticas, sala de estar de alemán).
- Desarrolle con su hijo un símbolo de aprendizaje personal que lleve consigo durante el estudio y que represente concentración y éxito.
- Permita que su hijo procese y presente el material de aprendizaje a través de cómics hechos a mano o pequeñas obras de teatro.
- Organice un "mercado de aprendizaje", donde su hijo explique de manera lúdica el material a otros niños y así profundice su conocimiento.
- Cree junto a su hijo un "mapa del tesoro del conocimiento" que visualice el camino de aprendizaje a través de diversas tareas y desafíos.
- Integre el material de aprendizaje en actividades cotidianas, por ejemplo, al cocinar (fracciones) o al hacer la compra (dinero).
- Realice regularmente "charlas de reflexión" con su hijo sobre el proceso de aprendizaje: ¿Qué salió bien? ¿Qué fue difícil? ¿Qué podemos mejorar?
- Cree una "zona amigable con los errores", donde su hijo pueda experimentar y aprender sin miedo a equivocarse.
- Permita que su hijo decida cuándo y dónde quiere aprender, para fortalecer la responsabilidad personal.

Revisión - 3. Entorno de aprendizaje en el hogar

Crear un entorno de aprendizaje óptimo en el hogar para niños con TDAH requiere una comprensión sensible de sus necesidades particulares y un diseño reflexivo del espacio de aprendizaje. No se trata solo de minimizar las distracciones, sino también de crear una atmósfera que fomente la concentración, la motivación y la autonomía. Comience por diseñar el espacio físico: reduzca los estímulos visuales y acústicos. En lugar de colores brillantes y decoraciones recargadas, elija tonos neutros y calmantes y asegúrese de que haya orden. Un escritorio ordenado con solo los materiales necesarios ayuda al niño a centrarse en lo esencial. También considere las necesidades individuales: algunos niños se benefician de auriculares con cancelación de ruido o un juguete antiestrés para canalizar la inquietud. Experimente juntos para descubrir qué es lo que mejor ayuda a su hijo.

La selección y presentación de los materiales de aprendizaje también juegan un papel importante. Un sistema de organización claro, como carpetas marcadas por colores, facilita la orientación. Integre, además de textos, ayudas visuales como diagramas o videos para hacer el contenido más atractivo. Los materiales de aprendizaje digitales ofrecen flexibilidad adicional: puede ajustar el tamaño de la fuente, hacer que se lean los textos y utilizar ejercicios interactivos. Sin embargo, preste atención a un uso consciente de los medios digitales y establezca reglas claras para el tiempo de pantalla. La función de modelo es crucial aquí: reflexione sobre su propio uso de los medios y haga que el tiempo de pantalla compartido sea activo, por ejemplo, viendo juntos programas apropiados para su edad y luego hablando sobre ellos.

Los rituales y rutinas ofrecen a los niños con TDAH estabilidad y orientación. Establezca horarios y rituales de aprendizaje fijos que ayuden a su hijo a prepararse mentalmente para el aprendizaje. Esto puede ser un lugar de trabajo específico, un breve ritual de limpieza antes de comenzar las tareas o una taza de té. La regularidad y la adaptación individual a las necesidades de su hijo son importantes. También integre pausas para moverse en la rutina de aprendizaje para liberar energía excesiva y fomentar la concentración. Sea flexible y ajuste los rituales según sea necesario, ya que los cambios son parte de la vida familiar.

Una vida familiar armoniosa es la base para un entorno de aprendizaje exitoso. Los conflictos son inevitables, pero la forma de manejarlos es crucial. Muestre a su hijo cómo resolver conflictos de manera constructiva, comunicándose abiertamente, adoptando la perspectiva del otro y buscando soluciones juntos. Fomente la autonomía de su hijo permitiéndole tomar decisiones apropiadas para su edad en el proceso de aprendizaje y transfiriendo responsabilidades gradualmente. Elogie los logros parciales y concéntrese en las fortalezas de su hijo. Busque apoyo de profesionales si es necesario o comparta experiencias con otros padres.

Diseñar un entorno de aprendizaje óptimo para un niño con TDAH es un proceso dinámico que requiere paciencia, empatía y ajustes continuos. Mantenga el diálogo con su hijo, reflexionen juntos sobre sus experiencias y celebren los éxitos. Con un entorno positivo y de apoyo, puede ayudar a su hijo a desarrollar todo su potencial de aprendizaje y confianza en sus habilidades.

4. Estudios y formación profesional

¿Cómo se logra la transición de la escuela al mundo académico con TDAH? El inicio de una nueva etapa de vida conlleva cambios fundamentales, especialmente cuando las estructuras habituales desaparecen. Mientras que la libertad del estudio abre nuevas oportunidades, presenta desafíos particulares para las personas con TDAH en la organización de su rutina de aprendizaje. La elección adecuada de la carrera y métodos de estudio efectivos pueden allanar el camino hacia la finalización exitosa. En este capítulo, mostramos cómo se pueden armonizar los requisitos académicos con los patrones de pensamiento y comportamiento típicos del TDAH.

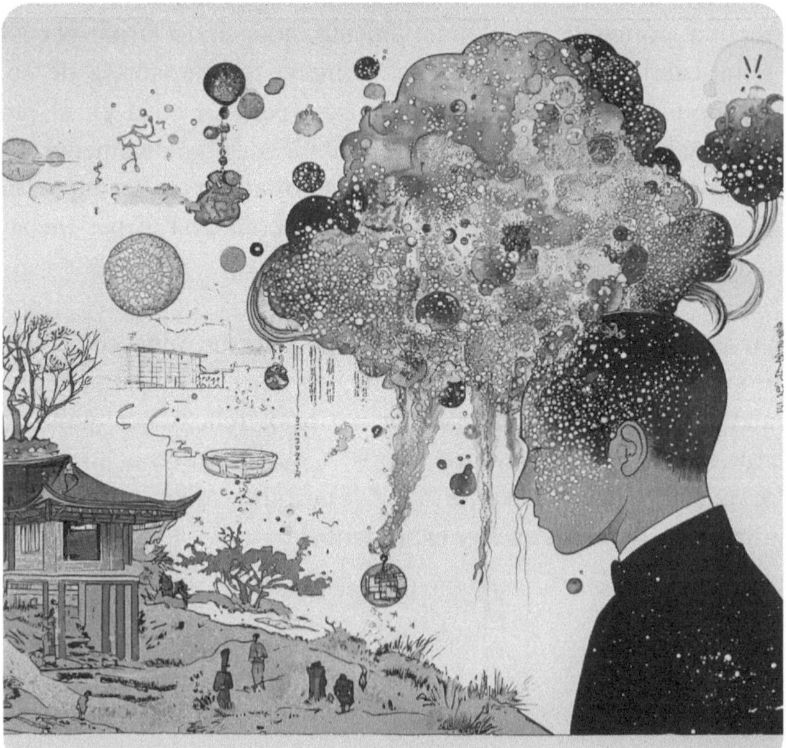

4. 1 Elección de carrera

La elección de estudios con TDAH presenta desafíos particulares, pero también ofrece oportunidades. El éxito depende en gran medida de la adecuación entre las fortalezas e intereses individuales y los requisitos académicos. Por lo tanto, el análisis de los métodos de enseñanza, las formas de evaluación y las directrices institucionales es esencial para evitar la sobrecarga y el abandono de los estudios. Además de considerar las propias necesidades, el uso de recursos de apoyo juega un papel decisivo. Las universidades y las instituciones externas ofrecen una variedad de recursos, desde asesoramiento y coaching hasta materiales de aprendizaje adaptados. El programa de estudios adecuado y los recursos de apoyo apropiados allanan el camino hacia una graduación exitosa. Descubra cómo puede utilizar sus fortalezas de manera óptima y hacer que su experiencia académica sea exitosa.

La elección exitosa de estudios con TDAH depende de la combinación sinérgica de las propias fortalezas e intereses con métodos de aprendizaje adecuados, ofertas de apoyo y un análisis realista de los requisitos académicos.

Considerar las fortalezas

Al elegir una carrera con TDAH, considerar las propias fortalezas y intereses es crucial para el éxito académico. En lugar de centrarse en las deficiencias, se deben identificar las habilidades e intereses existentes y ponerlos en el centro de la decisión [s61]. El interés es un importante factor de motivación que estimula el aprendizaje y guía la trayectoria académica [s61]. Por lo tanto, es recomendable considerar programas de estudio que se alineen con los intereses personales. Por ejemplo, si hay un fuerte interés en las ciencias, programas como biología, química o física podrían ser opciones adecuadas. El desarrollo de intereses ocurre en fases, desde el interés situacional inicial hasta el interés individual bien desarrollado [s61]. Este conocimiento puede ser utilizado para fomentar sistemáticamente los intereses. A través de la reflexión consciente sobre diferentes áreas temáticas – entre otras cosas, mediante cursos de introducción o la participación en talleres – se pueden despertar nuevos intereses y profundizar los existentes. El Diseño Universal para el Aprendizaje (DUA) ofrece un enfoque que se basa en las fortalezas individuales y promueve la adaptación de los métodos de aprendizaje [s62]. El DUA apoya la motivación a través de opciones y autorregulación, lo que es especialmente beneficioso para los estudiantes con TDAH [s62]. Así, en el marco de un estudio de humanidades, se podrían ofrecer diferentes formas de presentación – como un trabajo escrito clásico o la creación de un podcast – para atender las fortalezas y estilos de aprendizaje individuales. La consideración de las fortalezas individuales en el contexto del DUA puede llevar a una mejora en el rendimiento académico [s62]. Al combinar las propias fortalezas con métodos y entornos de aprendizaje adecuados, se puede hacer que el estudio sea más efectivo y exitoso. La colaboración entre docentes, compañeros y, si es necesario, profesionales es útil para implementar el DUA de manera óptima y considerar las necesidades individuales

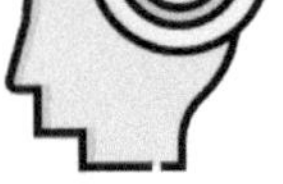

[s62]. De este modo, se puede crear un entorno de aprendizaje de apoyo que influya positivamente en el éxito académico. Los entornos de aprendizaje interactivos no solo ofrecen oportunidades para el aprendizaje académico y el desarrollo cognitivo, sino que también fomentan la comprensión y el respeto por la diversidad [s63]. La interacción con compañeros en grupos de aprendizaje interactivos puede resaltar las propias fortalezas y, al mismo tiempo, abrir nuevas perspectivas [s63].

Bueno saber

Motivación

La motivación es especialmente importante para los estudiantes con TDAH, ya que la pasión intrínseca por un área de estudio les permite enfrentar mejor los desafíos académicos. Un fuerte interés en la materia elegida puede fomentar la concentración y aumentar la disposición a esforzarse.

Interés

El interés es un factor importante en la elección de carrera, especialmente para los estudiantes con TDAH. Un fuerte interés puede aumentar la motivación y facilitar la concentración en el material de estudio. A través de la exploración de diferentes áreas temáticas, se pueden descubrir nuevos intereses y profundizar los existentes, lo que hace que la elección de carrera sea más fundamentada.

Entornos de aprendizaje interactivos

Los entornos de aprendizaje interactivos fomentan la participación activa de los estudiantes y permiten el intercambio con compañeros. Para los estudiantes con TDAH, tales entornos pueden ser especialmente útiles, ya que pueden aumentar la motivación y fomentar la concentración a través de la interacción.

Perfil de Fortalezas para el Éxito Académico (TDAH)

Fortalezas relativas en estilos de aprendizaje y habilidades de estudio

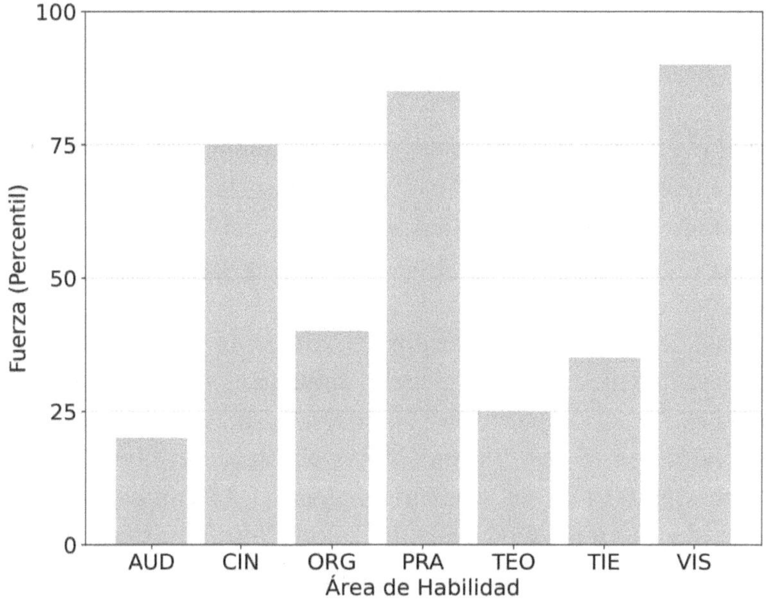

AUD: Aprendizaje Auditivo

CIN: Aprendizaje Cinestésico

ORG: Habilidades de Organización

PRA: Aplicación Práctica

TEO: Comprensión Teórica

TIE: Gestión del Tiempo

VIS: Aprendizaje Visual

Este perfil destaca las fortalezas clave que pueden contribuir al éxito académico. Un aprendizaje visual fuerte sugiere la utilización de ayudas visuales y diagramas. Junto con una alta aptitud para la aplicación práctica, los proyectos prácticos y los ejemplos del mundo real probablemente serían beneficiosos. Si bien la comprensión teórica es una debilidad relativa, centrarse en aplicar los conceptos de forma práctica puede ayudar a la comprensión. El desarrollo de habilidades de organización y estrategias de gestión del tiempo será crucial para aprovechar estas fortalezas y mitigar los desafíos. Las puntuaciones relativamente más bajas en el aprendizaje auditivo y la comprensión teórica sugieren adaptar los métodos de estudio para compensar estas áreas.

Analizar los requisitos

El análisis de los requisitos académicos de un programa de estudios es esencial para los estudiantes con TDAH, a fin de encontrar el camino educativo adecuado y asegurar su éxito académico. No se trata solo de enumerar los contenidos de enseñanza, sino sobre todo de la forma en que se imparten y evalúan. Un estudio en informática puede ser teóricamente interesante, pero las largas conferencias y la necesidad de trabajar de manera independiente en contenidos complejos pueden ser desfavorables para personas con dificultades de concentración. Por lo tanto, es recomendable examinar detenidamente los métodos de enseñanza y evaluación de los programas de estudio en cuestión. ¿Cuál es el peso de los trabajos escritos, exámenes y exámenes orales? ¿Hay muchas clases presenciales o se espera un aprendizaje más autodirigido? [s64] Especialmente en el caso de problemas de atención, que son un factor influyente significativo en el éxito académico, la compatibilidad de su propio estilo de aprendizaje con los requisitos del estudio es crucial. [s64] Además de los requisitos académicos, también deben analizarse las normativas institucionales. Los criterios para la concesión de ajustes por desventajas varían considerablemente entre las universidades. [s65] Por lo tanto, es importante informarse con antelación sobre las regulaciones aplicables y preparar la documentación necesaria. A menudo, se requiere un diagnóstico detallado y una descripción de las limitaciones funcionales. [s65] La autoevaluación de las propias limitaciones es un componente importante de la solicitud, [s65] pero no se debe depender únicamente de ella. Informes médicos o terapéuticos adicionales pueden respaldar el argumento y aumentar las posibilidades de aprobación. [s65] Una solicitud clara y detallada que tenga en cuenta los requisitos específicos del programa de estudios deseado es crucial para una solicitud exitosa de ajustes por desventajas. [s65] Abordar estos aspectos con antelación permite una evaluación realista de la viabilidad

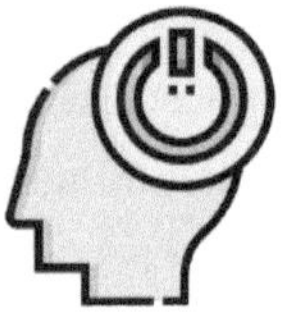

del estudio y ayuda a evitar la sobrecarga y posibles abandonos académicos.

Bueno saber

Limitaciones funcionales
Dificultades concretas que surgen en la vida diaria o en los estudios debido al TDAH. Ejemplos son problemas de concentración, dificultades para organizarse o impulsividad. Estas limitaciones deben tenerse en cuenta al elegir un programa de estudios y al solicitar ajustes por desventajas.

Normativas institucionales
La organización y estructura de una universidad, por ejemplo, la obligación de asistencia o las regulaciones sobre exámenes y ajustes por desventajas. Estas normativas pueden afectar significativamente el estudio con TDAH y deben considerarse al elegir.

Requisitos académicos
Las exigencias de contenido y método de un programa de estudios, por ejemplo, la complejidad de los contenidos de aprendizaje, el tipo de clases o las formas de evaluación. Los estudiantes con TDAH deben prestar atención a que los requisitos académicos se ajusten a sus fortalezas y debilidades individuales al elegir un programa.

Idoneidad del programa de estudios para estudiantes con TDAH

Idoneidad de diferentes programas de estudio para estudiantes con TDAH, considerando la carga de trabajo y las estructuras de apoyo.

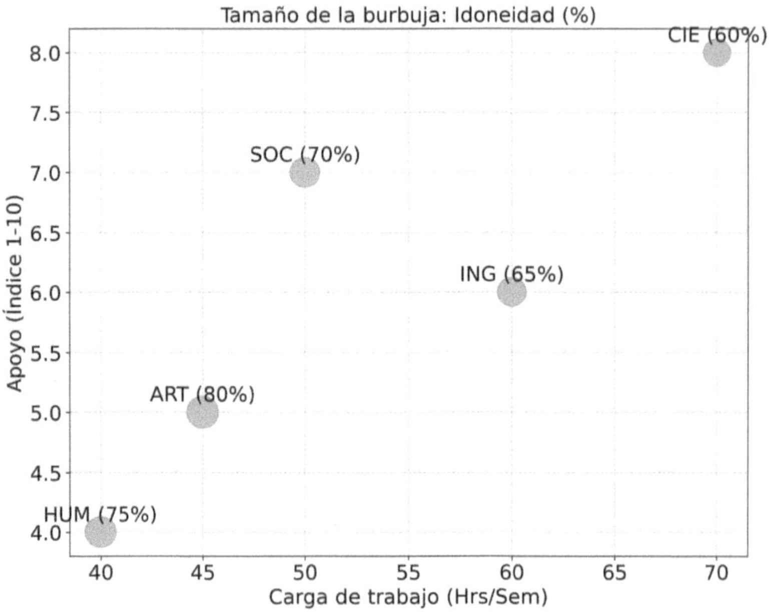

Blasengröße: Idoneidad (%)

ART: Artes

HUM: Humanidades

SOC: Ciencias Sociales

CIE: Ciencias Naturales

ING: Ingeniería

Los programas de ingeniería, a pesar de una alta carga de trabajo, muestran una idoneidad moderada debido a su naturaleza estructurada. Los programas de humanidades ofrecen más flexibilidad y una menor carga de trabajo, lo que resulta en una mayor idoneidad a pesar de tener menos estructuras de apoyo. Las ciencias sociales presentan un panorama equilibrado con una carga de trabajo e idoneidad moderadas. El programa ideal equilibra la estructura, el apoyo y una carga de trabajo manejable, y puede variar significativamente según las necesidades individuales del estudiante y los mecanismos de afrontamiento.

Utilizar las ofertas de apoyo

Utilizar eficazmente las ofertas de apoyo El camino hacia la finalización exitosa de los estudios con TDAH requiere el uso específico de las ofertas de apoyo disponibles. Además de la asesoría interna de la universidad y las compensaciones por desventajas, existen otros recursos que pueden facilitar la vida estudiantil. Al igual que las escuelas, que según [s66] juegan un papel importante en la provisión de apoyo a los estudiantes, las universidades y las instituciones externas también ofrecen diversas ayudas. Estas van desde grupos de estudio y talleres de escritura hasta asesoría psicológica y ofertas de coaching para la gestión del tiempo y autoorganización. Sin embargo, el uso de estas ofertas requiere reconocer las propias necesidades y seleccionar las medidas adecuadas. Un día de estudio estructurado con objetivos de aprendizaje claros y pausas regulares puede, por ejemplo, fomentar la concentración y reducir el estrés. Al igual que en la elección de un programa de estudios que se ajuste a los intereses individuales, también es recomendable realizar un análisis cuidadoso de los requisitos personales en relación con las ofertas de apoyo. Así, análogamente a las ofertas de apoyo tangibles para veteranos descritas en [s67], en los estudios, ayudas concretas como software especializado o materiales de aprendizaje adaptados pueden marcar la diferencia decisiva. Es importante investigar activamente los recursos disponibles y establecer contacto temprano con las oficinas de asesoría correspondientes. Las universidades suelen ofrecer eventos informativos y consultas individuales para acompañar a los estudiantes en la selección y uso de las ofertas de apoyo adecuadas. A través de la combinación de estrategias individuales con apoyo profesional, se pueden superar con éxito los desafíos de los estudios con TDAH. Es útil orientarse en las propias fortalezas e intereses y ver las ofertas de apoyo como un complemento a los mecanismos personales de afrontamiento. De este modo, los estudiantes

pueden utilizar sus recursos de manera óptima y alcanzar sus objetivos académicos. La reflexión temprana sobre las propias necesidades y las ofertas disponibles permite una autoevaluación realista y contribuye a evitar sobrecargas y a completar los estudios con éxito.

Bueno saber

Autoorganización

La autoorganización en los estudios significa dar forma y estructurar activamente los propios procesos de aprendizaje. Esto incluye la organización de materiales de estudio, la planificación de tiempos de estudio y la división de proyectos. Para los estudiantes con TDAH, ayudas organizativas como calendarios, listas de tareas o aplicaciones especiales pueden ser útiles.

Coaching

El coaching en el contexto del TDAH y los estudios puede ayudar a los estudiantes a reconocer sus fortalezas, desarrollar estrategias de aprendizaje y enfrentar los desafíos de los estudios. Un coach puede crear planes de aprendizaje individuales y ayudar en la organización de la vida estudiantil.

Universidades

Las universidades ofrecen, además de la enseñanza propiamente dicha, servicios de asesoría y apoyo específicamente para estudiantes con TDAH, que pueden ayudar a enfrentar la vida estudiantil. Esto puede abarcar desde la planificación de estudios hasta la preparación de exámenes.

Servicios de Apoyo para Estudiantes con TDAH

Distribución del uso de los servicios de apoyo.

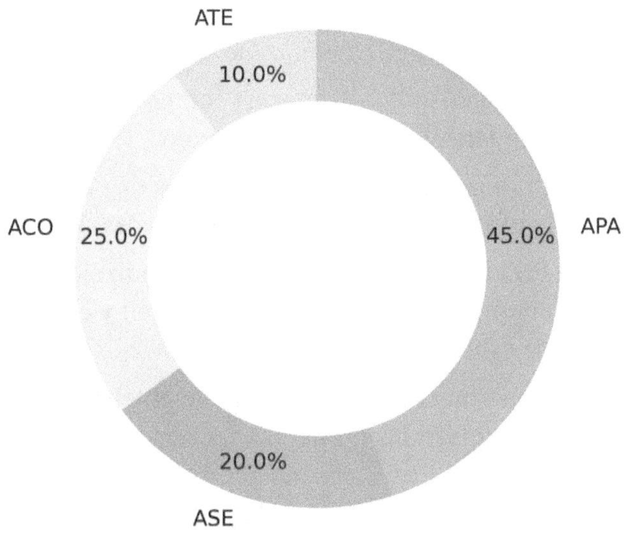

ACO: Asesoramiento (p. ej., gestión del tiempo, habilidades organizativas)

APA: Adaptaciones Académicas (p. ej., tiempo adicional, entorno de prueba tranquilo)

ASE: Asesoramiento/Terapia (p. ej., manejo del estrés, regulación emocional)

ATE: Tecnología de Asistencia (p. ej., software de texto a voz, aplicaciones para tomar notas)

Los datos revelan que las adaptaciones académicas son el servicio de apoyo más utilizado, lo que destaca su importancia para los estudiantes con TDAH. Si bien los servicios de asesoramiento y terapia también se utilizan, se accede a ellos con menos frecuencia. Esto sugiere posibles áreas para aumentar la concienciación y la divulgación para garantizar que los estudiantes conozcan y se sientan cómodos utilizando estos recursos beneficiosos. La utilización relativamente baja de tecnología de asistencia podría indicar una falta de conocimiento sobre las herramientas disponibles o desafíos para acceder a ellas. Se necesita más investigación para comprender las barreras y abordarlas eficazmente.

Consejos concretos

- Visite diferentes universidades y hable con estudiantes de las materias que le interesan.
- Desarrolle tres perfiles profesionales concretos a partir de sus fortalezas y verifique qué programas de estudio se ajustan a ellos.
- Simule su vida estudiantil: asista a una conferencia, resuelva ejercicios y comparta en un grupo de estudio.
- Investigue caminos de formación alternativos que consideren sus fortalezas y le ofrezcan las mismas oportunidades de carrera.
- Elabore una lista con sus necesidades de aprendizaje personales (por ejemplo, un entorno tranquilo, trabajo en grupo) y compárela con las condiciones de estudio.
- Aproveche la oportunidad de un estudio de prueba o una pasantía voluntaria para adquirir las primeras experiencias prácticas en el área deseada.
- Diseñe un plan de estudios personal con objetivos de aprendizaje realistas e intervalos integrados para eventos inesperados.
- Busque contacto con grupos de autoayuda o foros en línea para estudiantes con TDAH, para intercambiar experiencias y apoyarse mutuamente.
- Reflexione sobre su decisión regularmente y no dude en cambiar de programa de estudio si no se ajusta a sus necesidades.
- Al elegir un estudio, no se concentre solo en el contenido, sino también en el entorno de aprendizaje y los servicios de apoyo ofrecidos.
- Visualice su éxito académico y desarrolle una imagen positiva de su futura vida profesional.
- Confíe en su intuición y elija un estudio que le apasione y le brinde alegría a largo plazo.

4. 2 Organización del aprendizaje

Una organización de aprendizaje bien estructurada es crucial para el éxito en los estudios, especialmente con TDAH. Incluye la preparación de las clases, la preparación para los exámenes y el trabajo en grupos de estudio. Estas áreas presentan desafíos específicos, desde el procesamiento efectivo de la información hasta la dinámica de grupo. Una organización bien pensada ayuda a optimizar el proceso de aprendizaje y a aprovechar al máximo el potencial. Las siguientes secciones ofrecen estrategias y métodos concretos para mejorar la organización del aprendizaje y dominar con éxito la vida estudiantil con TDAH. Descubra cómo utilizar sus recursos de manera óptima y alcanzar sus objetivos.

La retroalimentación activa y oportuna, la preparación estructurada para los exámenes y el uso de grupos de estudio en combinación con la reflexión regular y la adaptación del proceso de aprendizaje son factores clave para un aprendizaje exitoso, especialmente con TDAH.

Repasar las clases

Repasar las clases mejora la retención y ayuda a anclar el material de aprendizaje de manera sostenible. Especialmente en el caso del TDAH, una revisión bien estructurada es importante para mantener el enfoque y procesar la información de manera efectiva [s68]. En lugar de leer pasivamente las notas, se deben emplear estrategias activas. Se trata de repetir, profundizar y vincular el material con el conocimiento previo. Un enfoque efectivo es la método Cornell: la hoja de notas se divide en tres áreas: área principal, columna de palabras clave y resumen. Durante la clase, se registran las notas en el área principal. Después de la clase, se anotan términos clave y preguntas en la columna de palabras clave. Finalmente, en la parte inferior, se formula un breve resumen del tema. Este método fomenta la participación activa con el material y facilita la revisión posterior. También la elaboración de mapas mentales, la creación de tarjetas de estudio o la explicación del material a otras personas puede ser útil. Estos métodos de aprendizaje activos apoyan el procesamiento y almacenamiento de la información en el memoria a largo plazo, en lugar de centrarse únicamente en la retención a corto plazo [s68]. Otro punto importante es la revisión oportuna. Idealmente, las notas se revisan el mismo día o, a más tardar, al día siguiente. De este modo, se consolida lo aprendido antes de que se desvanezca. Además, se pueden identificar lagunas y cerrarlas mediante preguntas al docente o compañeros. Para aumentar la motivación y la concentración durante la revisión, es esencial un lugar de trabajo adecuado. Un lugar tranquilo, libre de distracciones, puede fomentar la concentración. Breves pausas y sesiones de movimiento pueden ayudar a extender la capacidad de atención y mantener el rendimiento mental. Desarrolle una rutina fija para la revisión que se adapte a su estilo de aprendizaje y necesidades individuales. Así, la revisión se convierte en una parte integral de su proceso de aprendizaje. Un estudiante

podría, después de una clase sobre el sistema nervioso, trabajar sus notas utilizando el método Cornell. En la columna de palabras clave, anota términos como "sinapsis", "neurotransmisor" o "potencial de acción". Luego, resume el funcionamiento del sistema nervioso en pocas frases. A través de esta participación activa con el material, profundiza su comprensión y se prepara de manera óptima para el examen. Una revisión estructurada como esta ayuda a interiorizar el material de aprendizaje de manera sostenible y a reducir la ansiedad ante los exámenes.

Bueno saber

Memoria a largo plazo

La información en la memoria a largo plazo está almacenada de forma permanente y puede ser recuperada cuando sea necesario. Los métodos de aprendizaje activos ayudan a transferir información de la memoria a corto plazo a la memoria a largo plazo, lo cual es de gran importancia para las personas con TDAH.

Método Cornell

El método Cornell ayuda a estructurar las notas y a hacer el aprendizaje más efectivo. Esto es especialmente útil para las personas con TDAH, ya que mejora la organización y el enfoque.

Distribución del tiempo de revisión posterior a la clase

Distribución del tiempo para actividades de revisión posteriores a la clase.

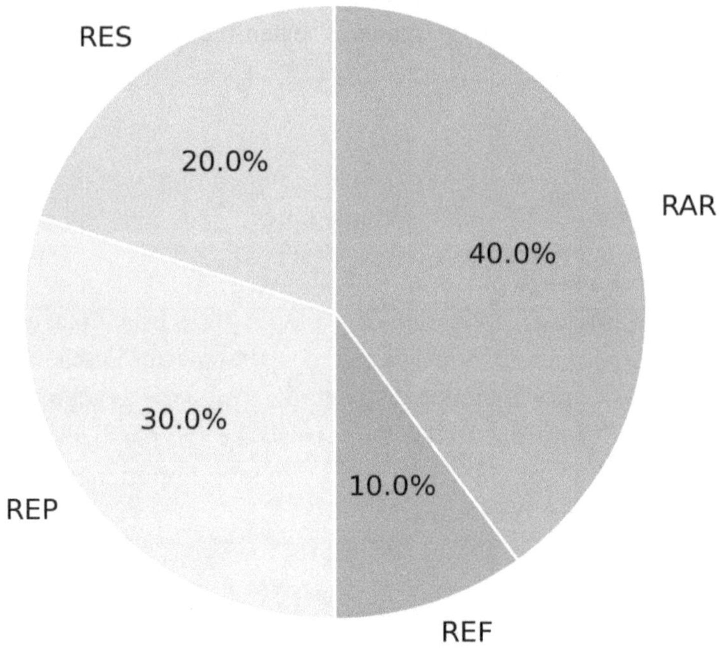

RAR: Recuerdo Activo

REP: Repetición Espaciada

REF: Reflexión

RES: Resumen

La mayor parte del tiempo se dedica al Recuerdo Activo, destacando su importancia para la retención de información. La Repetición Espaciada refuerza el aprendizaje a lo largo del tiempo, mientras que el Resumen ayuda a crear una visión general concisa. Una parte más pequeña, pero crucial, se asigna a la Reflexión, lo que permite el análisis metacognitivo y la mejora de las estrategias de aprendizaje. Este enfoque equilibrado promueve la retención efectiva y a largo plazo del conocimiento.

Planificar la preparación de los exámenes

La preparación para los exámenes requiere más que solo estudiar; idealmente, comienza con un plan bien pensado. La planificación anticipada minimiza el estrés y ayuda a manejar el material de estudio de manera efectiva [s69]. Un plan de trabajo detallado, que se elabore al inicio del semestre, estructura el proceso de aprendizaje y proporciona una visión general del volumen de material que se avecina [s69]. Este plan debe incluir objetivos de aprendizaje realistas, períodos de tiempo fijos para cada tema y pausas regulares. De este modo, se pueden reducir la sobrecarga y la ansiedad relacionada con los exámenes [s69]. aktive_lernmethoden, como resumir contenidos con tus propias palabras o responder preguntas de práctica, son más efectivos que la lectura pasiva [s70]. Integra estas estrategias activas en tu plan de estudio para optimizar la comprensión y la retención. Por ejemplo, una estudiante podría diseñar su plan de estudio para el examen de anatomía de tal manera que cada día se enfoque en un sistema orgánico específico. Ella planifica períodos de tiempo concretos para revisar las diapositivas de la clase, crear tarjetas de estudio y repasar el material al día siguiente. A través de este enfoque estructurado, mantiene el control y reduce el estrés de los exámenes. Las autoevaluaciones regulares proporcionan información sobre el estado actual del aprendizaje y muestran las lagunas que aún deben abordarse [s70]. Con base en los resultados de las pruebas, se puede ajustar el plan de estudio y enfocar la atención en los temas más difíciles. Esta revisión continua y ajuste del proceso de aprendizaje aumenta las posibilidades de un examen exitoso [s70].

Bueno saber

autoevaluaciones

Las autoevaluaciones son una herramienta importante para verificar el progreso del aprendizaje y identificar lagunas de conocimiento. Las autoevaluaciones regulares ayudan a las personas con TDAH a mantener el control sobre el material de estudio y a concentrarse en las áreas que aún presentan dificultades.

objetivos de aprendizaje

Los objetivos de aprendizaje son metas concretas, medibles, alcanzables, relevantes y con un límite de tiempo que se establecen para el proceso de aprendizaje. Los objetivos de aprendizaje claros ayudan a las personas con TDAH a mantener el enfoque y a seguir su progreso. Proporcionan orientación y motivación.

semestre

Un semestre es un período del año académico que generalmente dura medio año. Para los estudiantes con TDAH, es útil dividir el material de estudio de cada semestre en unidades más pequeñas y manejables para estructurar el proceso de aprendizaje y evitar la sobrecarga.

Distribución de Fase de Estudio

Asignación de tiempo para las fases de preparación del examen.

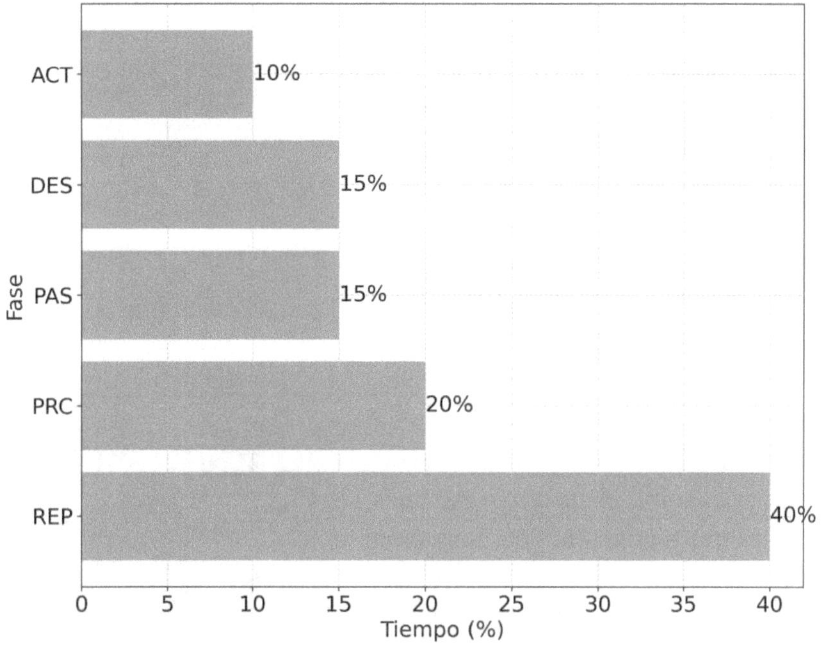

ACT: Repaso Activo

DES: Descansos

PAS: Repaso Pasivo

PLN: Planificación

PRC: Pruebas de Práctica

El gráfico representa visualmente la distribución de tiempo sugerida en las fases clave del estudio. Priorizar la planificación y el recuerdo activo contribuye significativamente al aprendizaje efectivo. Si bien los descansos son esenciales, ocupan una porción más pequeña, lo que garantiza una preparación enfocada. El énfasis en las técnicas de aprendizaje activo sobre la revisión pasiva optimiza la retención y aplicación del conocimiento.

Organizar grupos de estudio

Los grupos de estudio ofrecen la oportunidad de abordar el material de aprendizaje desde diferentes perspectivas y profundizar la comprensión a través de discusiones. La composición del grupo es decisiva para el éxito del aprendizaje [s71]. Los estudiantes se benefician, por ejemplo, de grupos heterogéneos, en los que están representadas diferentes fortalezas y estilos de aprendizaje. Un grupo de kommilitonen con diferentes conocimientos puede cerrar lagunas en la propia comprensión y abrir nuevas perspectivas sobre el material. Además de la composición, la participación activa de todos los miembros es esencial [s71]. Una clara distribución de tareas y la definición de objetivos de aprendizaje comunes ayudan a estructurar el trabajo en grupo y mantener alta la motivación. Por ejemplo, un miembro del grupo puede ser responsable de resumir un tema específico, mientras que otro prepara preguntas de práctica. El trabajo conjunto en estas tareas refuerza el conocimiento y fomenta la colaboración. Aunque los grupos de estudio no siempre conducen directamente a mejores resultados en los exámenes, muchos estudiantes los consideran útiles [s71]. Valoran el intercambio con compañeros y la posibilidad de trabajar juntos en el material de aprendizaje. Sin embargo, es importante no dejar el trabajo en grupo al azar. Una organización bien pensada, reglas de

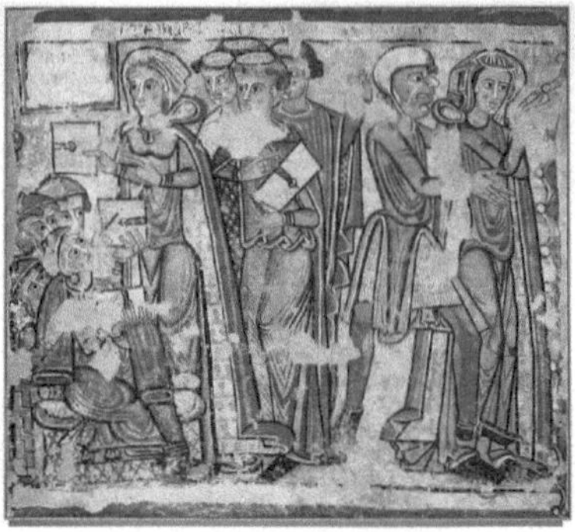

Comunicación [i41]

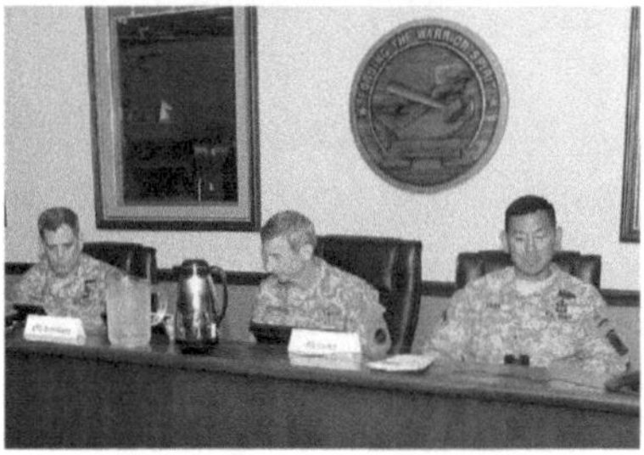

Colaboración [i42]

comunicación claras y la provisión de materiales de aprendizaje adecuados son importantes para una colaboración efectiva [s71]. Los docentes pueden apoyar a los estudiantes en la formación de grupos sugiriendo tamaños de grupo adecuados o ayudando en la definición de roles dentro del grupo [s71]. Así, el trabajo en grupo se convierte en una herramienta valiosa que enriquece el proceso de aprendizaje y aumenta la motivación. Además del intercambio académico, los grupos de estudio también ofrecen ventajas sociales [s72]. El sentido de pertenencia y el apoyo mutuo pueden reducir el estrés del aprendizaje y fortalecer la confianza en uno mismo. Sin embargo, los conflictos dentro del grupo o la participación desigual pueden llevar a experiencias negativas [s72]. Por lo tanto, es recomendable reflexionar regularmente sobre la dinámica del grupo y realizar ajustes si es necesario. Una comunicación abierta y la disposición a encontrar compromisos contribuyen a crear un clima grupal positivo.

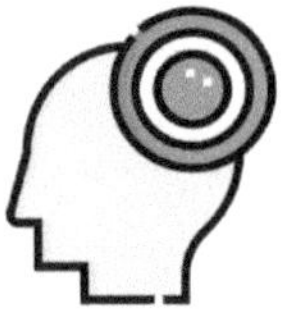

Bueno saber

Grupos heterogéneos

Grupos de estudio compuestos por personas con diferentes fortalezas, estilos de aprendizaje y niveles de conocimiento. Esto puede ser especialmente útil para las personas con TDAH, ya que pueden beneficiarse de las fortalezas de otros y compensar sus propias debilidades.

Tamaño del grupo de aprendizaje vs. Eficiencia

Tamaño óptimo del grupo para la eficiencia del aprendizaje en estudiantes con TDAH.

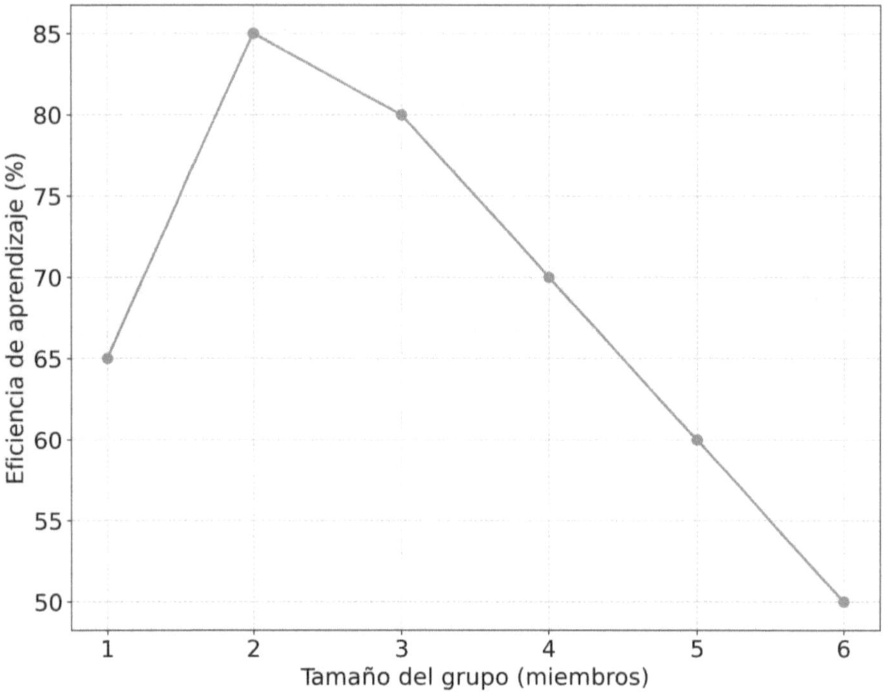

Los datos sugieren que los grupos de aprendizaje más pequeños (2-3 miembros) tienden a producir la mayor eficiencia para los estudiantes con TDAH. Si bien el estudio individual ofrece un buen grado de control, la falta de interacción entre pares y de responsabilidad puede dificultar el progreso. Los grupos más grandes, a pesar de ofrecer perspectivas más diversas, pueden volverse abrumadores y menos enfocados, lo que lleva a una disminución de la eficiencia debido a las distracciones y la dificultad para mantener el compromiso.

Consejos concretos

- Vincula tus notas de conferencias y seminarios con tus propios pensamientos y experiencias, comentándolas y complementándolas activamente.
- Desarrolla un sistema de archivo personal para tus materiales de estudio que funcione tanto digital como analógicamente y te permita un acceso rápido a todos los documentos relevantes.
- Utiliza herramientas digitales para optimizar tu organización del aprendizaje, como aplicaciones de calendario para la planificación de citas o software de gestión de proyectos para estructurar trabajos en grupo.
- Crea una lista de tareas antes de cada fase de estudio con tareas concretas y priorízalas según su importancia y urgencia.
- Reflexiona al final de cada semana sobre tu progreso en el aprendizaje e identifica áreas en las que puedas mejorar tu organización del aprendizaje.
- Planifica franjas horarias fijas para el manejo de correos electrónicos y redes sociales, con el fin de minimizar interrupciones durante tus fases de estudio.
- Establece con tus compañeros de clase fechas fijas para reuniones de grupos de estudio y acuerden juntos reglas claras para la colaboración.
- Aprovecha las horas de consulta de tus profesores para aclarar dudas y recibir retroalimentación sobre tu progreso en el aprendizaje.
- Elabora una lista de verificación con todas las tareas importantes antes de cada examen para asegurarte de que estás óptimamente preparado.
- Visualiza tu día de estudio ideal e identifica pasos concretos para hacerlo realidad.

4. 3 Autogestión

El autogestión es esencial para los estudiantes con TDAH para hacer frente a las exigencias de la vida académica. La organización, la planificación del tiempo y la minimización de distracciones a menudo representan grandes obstáculos. Un autogestión exitoso permite superar estos desafíos y aprovechar al máximo el propio potencial de aprendizaje. El camino hacia una autogestión efectiva implica el desarrollo de estrategias individuales y la creación de rutinas. Esto incluye tanto la adaptación de técnicas de trabajo como el desarrollo de mecanismos para el manejo del estrés. A continuación, descubra enfoques concretos para fortalecer sus habilidades de autogestión y hacer que su estudio sea exitoso.

El autogestión exitosa en el TDAH durante los estudios se basa en la adaptación flexible de estrategias de aprendizaje y métodos de manejo del estrés a las necesidades individuales y al contexto correspondiente.

Adaptar las técnicas de trabajo

Adaptar las técnicas de trabajo es esencial para las personas con TDAH, para estructurar la vida cotidiana y el aprendizaje. Un enfoque en la autogestión ayuda a desarrollar hábitos y rutinas. Planifique actividades con antelación, establezca prioridades y utilice sistemas de recordatorio, ya sea un calendario digital o una lista de tareas clásica. [s73] interventionen que se centran en mejorar las funciones ejecutivas – entre otras, la organización y gestión del tiempo – pueden fomentar la capacidad de aprendizaje. [s74] Esto significa, concretamente, dividir los tiempos de estudio en unidades más pequeñas y programar pausas regulares. En lugar de estudiar durante dos horas seguidas, 30 minutos de trabajo concentrado seguidos de una pausa de 10 minutos pueden ser más efectivos. Esta estructuración ayuda a mantener la concentración y evitar la sobrecarga. Estrategias de reestructuración ayudan a reconocer las propias fortalezas y a enfrentar desafíos. [s73] Analice su forma de trabajar: ¿qué tareas le resultan fáciles y cuáles difíciles? Identifique las fuentes de distracción y desarrolle estrategias para minimizarlas. Un lugar de trabajo tranquilo y sin interrupciones puede fomentar la concentración. También, desactivar conscientemente las notificaciones en el móvil o en el ordenador puede ser útil. El uso de servicios de apoyo académico puede tener un impacto positivo en el éxito del aprendizaje,

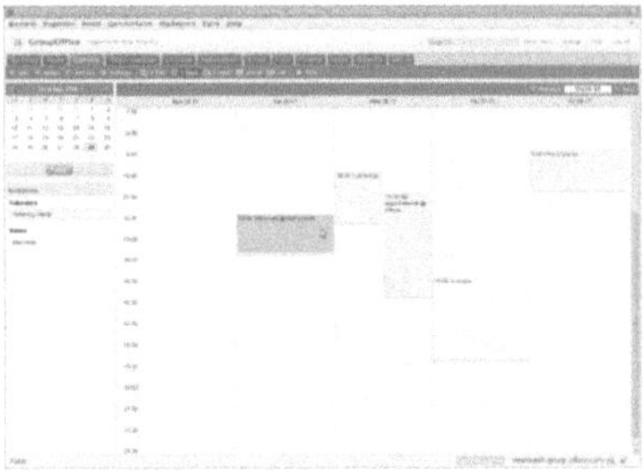

Calendario digital [i43]

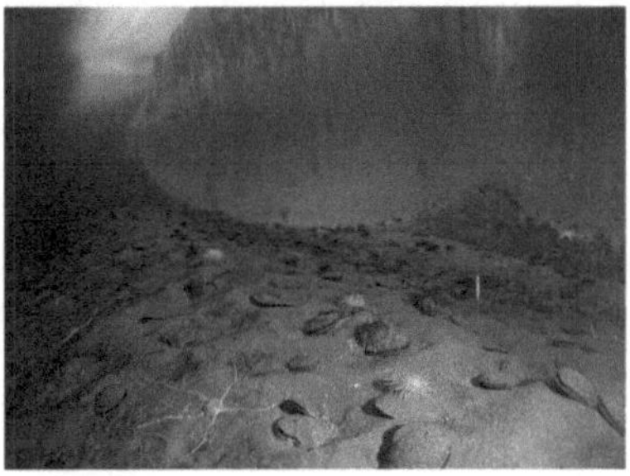

Sonidos de la naturaleza [i44]

especialmente para aquellos que no toman medicamentos. [s74] Estos servicios ofrecen, entre otros, asesoramiento sobre estrategias de aprendizaje y gestión del tiempo. Estrategias específicas para síntomas ayudan a aumentar la concentración y la motivación. [s73] Planifique las pausas de manera estratégica para contrarrestar la inquietud y la falta de concentración. Breves sesiones de ejercicio o ejercicios de relajación pueden mejorar la capacidad de concentración. Utilice estímulos ambientales de manera intencionada para fomentar la concentración. Entre otras cosas, trabajar con ruidos de fondo – como sonidos de la naturaleza o música instrumental – puede ser útil para algunas personas para filtrar distracciones. La capacidad de desarrollar, adaptar y aplicar estrategias en diferentes contextos es central para una autogestión exitosa. [s73] Experimente con diferentes técnicas y descubra cuáles se adaptan mejor a usted. Reflexione regularmente sobre su forma de trabajar y ajuste sus estrategias a las necesidades cambiantes. La educación parental también juega un papel en el éxito del aprendizaje, especialmente en la primera mitad del estudio. [s74] Un entorno de apoyo en el hogar puede influir positivamente en el manejo del TDAH y en el éxito del aprendizaje.

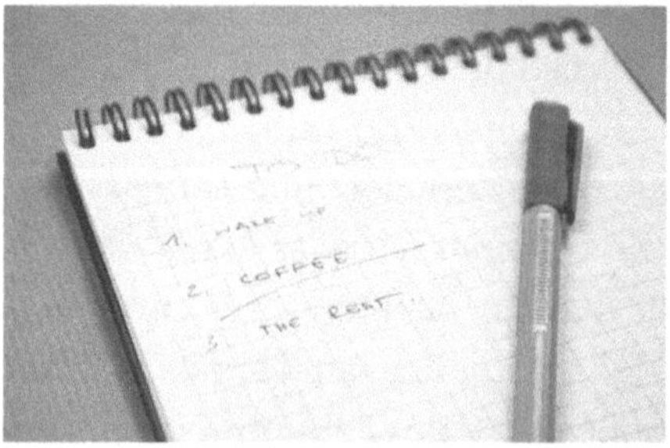

Lista de tareas [i45]

Bueno saber

Estrategia de reestructuración

Métodos que cambian la forma de abordar tareas y problemas para trabajar de manera más efectiva y alcanzar objetivos. En el contexto del TDAH, las estrategias de reestructuración pueden ayudar a reorganizar el lugar de trabajo, adaptar los métodos de aprendizaje o estructurar la rutina diaria.

Estrategia específica para síntomas

Medidas adaptadas a los síntomas individuales del TDAH. Estas estrategias tienen como objetivo abordar los desafíos específicos que surgen de la sintomatología del TDAH, como la falta de atención, la impulsividad o la hiperactividad.

Funciones ejecutivas

Habilidades que permiten planificar, organizar y controlar acciones. En el TDAH, estas funciones a menudo están afectadas, lo que impacta en la autorregulación y el aprendizaje. Ejemplos de funciones ejecutivas son el control de impulsos, la capacidad de memoria de trabajo y la flexibilidad cognitiva. Entrenar estas funciones puede mejorar las habilidades de autogestión.

Eficacia de las Técnicas de Aprendizaje para el TDAH

Comparación del impacto de los métodos de estudio

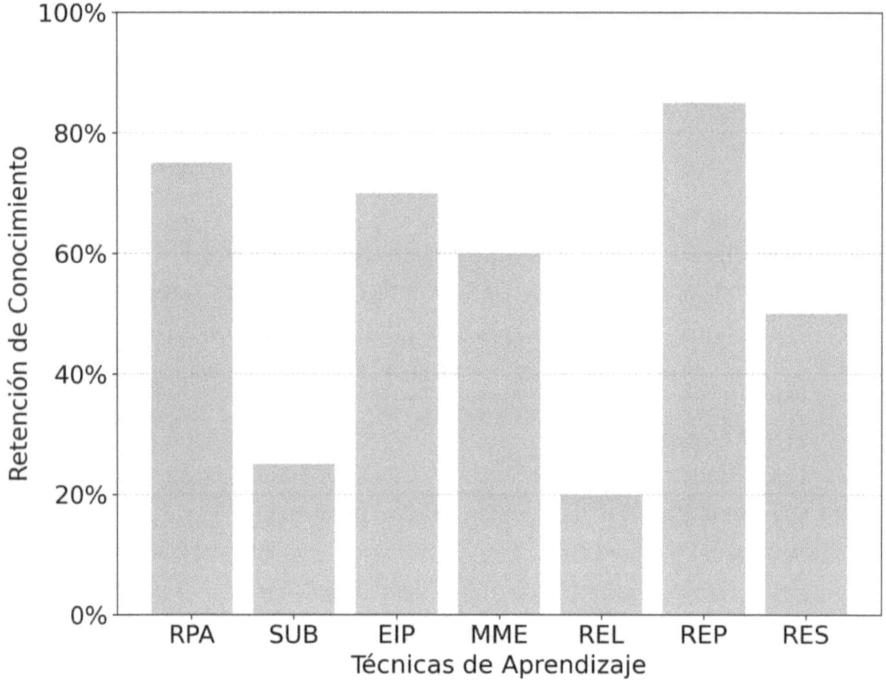

EIP: Práctica Intercalada

REL: Relectura

RES: Resumen

SUB: Subrayado

MME: Mapa Mental

REP: Repetición Espaciada

RPA: Recuerdo Activo

El gráfico destaca la eficacia variable de diferentes técnicas de aprendizaje para personas con TDAH. Las técnicas que incorporan recuerdo activo y repetición espaciada demuestran tasas de retención y comprensión significativamente más altas en comparación con los métodos pasivos como la relectura o el resaltado. Esto sugiere que los estudiantes con TDAH se benefician más al participar activamente con el material y revisarlo a intervalos estratégicos.

Desarrollar la gestión del estrés

La gestión del estrés es un aspecto importante del autogestión para las personas con TDAH, con el fin de enfrentar con éxito las demandas de los estudios y la formación. Los programas de autogestión enseñan estrategias para controlar mejor la propia condición y mejorar la salud [s75]. Un intercambio estructurado con terapeutas, el seguimiento regular y los materiales de autoayuda son útiles [s76]. Las interventionen deben ser personalizadas e incluir estrategias para mejorar la comprensión de la enfermedad, la autoevaluación de síntomas y los mecanismos de afrontamiento psicológico [s76]. La terapia cognitiva (TCC) ayuda a cambiar patrones de pensamiento rígidos y a aumentar la resistencia al estrés [s77]. También las ofertas digitales como la TCC en línea o aplicaciones de TCC pueden contribuir, si se utilizan adecuadamente, a afrontar problemas mentales y físicos [s77]. Es esencial para la gestión del estrés desarrollar habilidades de resolución de problemas y toma de decisiones [s76]. Esto permite enfrentar los desafíos en los estudios y la formación de manera efectiva. Hábitos de vida saludables como una dieta equilibrada, ejercicio regular y un sueño adecuado promueven la salud física y mental, contribuyendo así a la reducción del estrés [s78]. Tomar descansos diarios para actividades placenteras y la percepción consciente de momentos positivos mejora el bienestar [s78]. También, considerar los problemas desde diferentes perspectivas y aprender de los errores ayuda a ver situaciones difíciles como oportunidades de desarrollo [s78]. Practicar la gratitud, anotando aspectos positivos a diario, fortalece la resilienz [s78]. Un entorno social de apoyo y la autocompasión, reflexionando sobre los propios logros al final del día, también contribuyen a la gestión del estrés [s78]. La atención plena fomenta la selbstregulation, ajustando la atención, las emociones y el comportamiento a las demandas internas y externas [s79]. El desarrollo de la atención plena puede aumentar la motivación para el cambio de comportamiento, influyendo en los procesos de aprendizaje y formación de hábitos [s79]. Las intervenciones basadas en la atención plena, como el yoga o el Tai Chi, tienen un efecto positivo en la autoregulación, mejorando el control cognitivo, la regulación emocional y la autopercepción [s79]. Fases de relajación regulares con ejercicios de atención plena o respiración pueden integrarse en la vida cotidiana [s78]. A través de la combinación de estas estrategias, los estudiantes con TDAH desarrollan una gestión integral del estrés y mejoran su capacidad para enfrentar con éxito los desafíos de la vida académica. Por ejemplo, planificar conscientemente breves pausas con ejercicios de respiración durante el estudio puede fomentar la concentración y reducir el estrés. La capacidad de desarrollar, ajustar y aplicar estrategias en diferentes contextos es central para un autogestión exitosa.

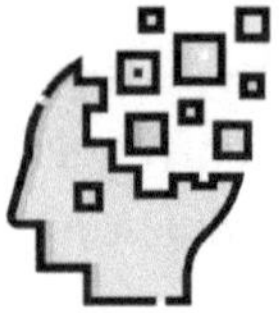

Nivel de Estrés a lo Largo del Tiempo con Técnicas de Manejo del Estrés

Ilustra el impacto de las técnicas de manejo del estrés en los niveles de estrés.

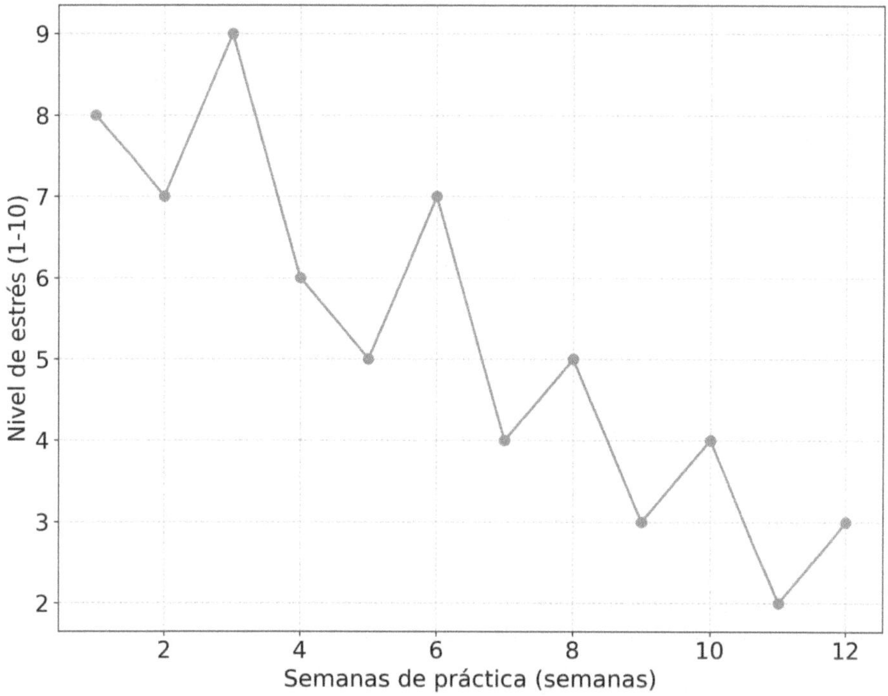

El gráfico muestra una disminución gradual en los niveles de estrés a medida que se aplican constantemente las técnicas de manejo del estrés. Inicialmente, los niveles de estrés fluctúan, lo que indica un período de ajuste y aprendizaje. Con el tiempo, las fluctuaciones disminuyen y surge una clara tendencia a la baja, lo que sugiere mejores mecanismos de afrontamiento y una mayor capacidad para manejar los desencadenantes del estrés. Los datos destacan la importancia de la práctica constante para la reducción del estrés a largo plazo.

Consejos concretos

- Utilice el tiempo justo después de despertarse para establecer sus tres objetivos diarios más importantes en sus estudios.
- Asocie actividades rutinarias con actividades de aprendizaje, por ejemplo, aprender vocabulario mientras se cepilla los dientes.
- Desarrolle un sistema personal de semáforo para sus niveles de energía y planifique tareas desafiantes para las fases verdes.
- Cree un "kit de emergencia" con materiales para pausas creativas (plastilina, libro para colorear).
- Documente sus estrategias de aprendizaje más exitosas en un "diario de estrategias" para futuros desafíos.
- Piense en recompensas que apunten a la motivación a largo plazo, por ejemplo, una escapada de fin de semana después de un módulo exitoso.
- Transforme las situaciones de examen en juegos mentales: imagínese detalladamente cómo enfrenta el examen con calma y concentración.
- Entrene su autoconciencia: preste atención consciente a las señales físicas de estrés y reaccione a tiempo con ejercicios de relajación.
- Utilice la "regla de dos minutos": si una tarea toma menos de dos minutos, hágala de inmediato.
- Visualice su progreso de aprendizaje, por ejemplo, creando un "barómetro de éxito" y marcando sus avances.
- Reflexione sobre su planificación diaria cada noche: ¿Qué salió bien? ¿Qué puede mejorar mañana?

Revisión - 4. Estudios y formación profesional

Un estudio exitoso con TDAH requiere un enfoque proactivo y el desarrollo de estrategias individuales. Es fundamental centrarse en sus fortalezas e intereses. En lugar de desanimarse por supuestas deficiencias, debe identificar sus talentos y elegir una carrera que los fomente y fortalezca su motivación intrínseca. Explore diferentes áreas de estudio a través de cursos de prueba o talleres para concretar sus intereses. Un fuerte interés en el contenido del estudio tiene un impacto positivo en su motivación y concentración, facilitando el manejo de los desafíos.

Antes de decidirse por un programa de estudios, es esencial realizar un análisis exhaustivo de los requisitos académicos. Infórmese sobre los métodos de enseñanza y evaluación, y evalúe si estos son compatibles con su estilo de aprendizaje y necesidades. Un programa con muchas conferencias largas y pocos elementos interactivos podría ser desfavorable para los estudiantes con TDAH. Preste atención también a las disposiciones institucionales de las universidades, especialmente en lo que respecta a la concesión de ajustes razonables. Se recomienda contactar con el servicio de asesoramiento correspondiente con antelación y preparar la documentación necesaria. Documente sus limitaciones funcionales debido al TDAH de manera detallada y, idealmente, respáldelas con informes médicos o terapéuticos.

Las universidades y entidades externas ofrecen una variedad de recursos de apoyo que pueden ayudarle a tener éxito en sus estudios. Investigue activamente recursos adecuados como grupos de estudio, talleres de escritura, ofertas de coaching para la gestión del tiempo y la autoorganización, o asesoramiento psicológico. Aproveche las sesiones informativas y las consultas individuales de las universidades para encontrar las medidas de apoyo óptimas para usted. Además, puede optimizar sus estrategias de aprendizaje utilizando, por ejemplo, el método Cornell para la revisión de conferencias o métodos de aprendizaje activos como mapas mentales y tarjetas de estudio. Planifique su preparación para los exámenes de manera anticipada y estructurada, definiendo objetivos de aprendizaje realistas, programando bloques de tiempo específicos para cada tema y realizando autoevaluaciones regulares.

La implementación de una gestión efectiva del estrés también es fundamental para su éxito académico. Aprenda técnicas de manejo del estrés, como ejercicios de atención plena, técnicas de respiración o entrenamiento de relajación. Integre estos métodos en su vida diaria para fortalecer su resiliencia y manejar mejor los desafíos del estudio. Un estilo de vida saludable, con suficiente sueño, ejercicio regular y una dieta equilibrada, también contribuye a su bienestar. No dude en buscar apoyo profesional, por ejemplo, a través de una terapia cognitivo-conductual. El camino hacia un título exitoso con TDAH puede ser desafiante, pero con la estrategia adecuada y el uso de los recursos disponibles, puede alcanzar sus objetivos y desarrollar todo su potencial.

5. Sistemas de apoyo

¿Cómo pueden los niños con TDAH desarrollar todo su potencial? El camino hacia un aprendizaje exitoso pasa por una red de acompañamiento profesional, herramientas modernas y apoyo humano. Estos pilares forman la base para un progreso de aprendizaje sostenible y un desarrollo personal. Aunque cada niño tiene necesidades individuales, existen estrategias y ayudas probadas que facilitan notablemente la vida diaria de aprendizaje. En este capítulo, descubrimos los componentes más importantes de un sistema de apoyo funcional y mostramos cómo interactúan de manera óptima.

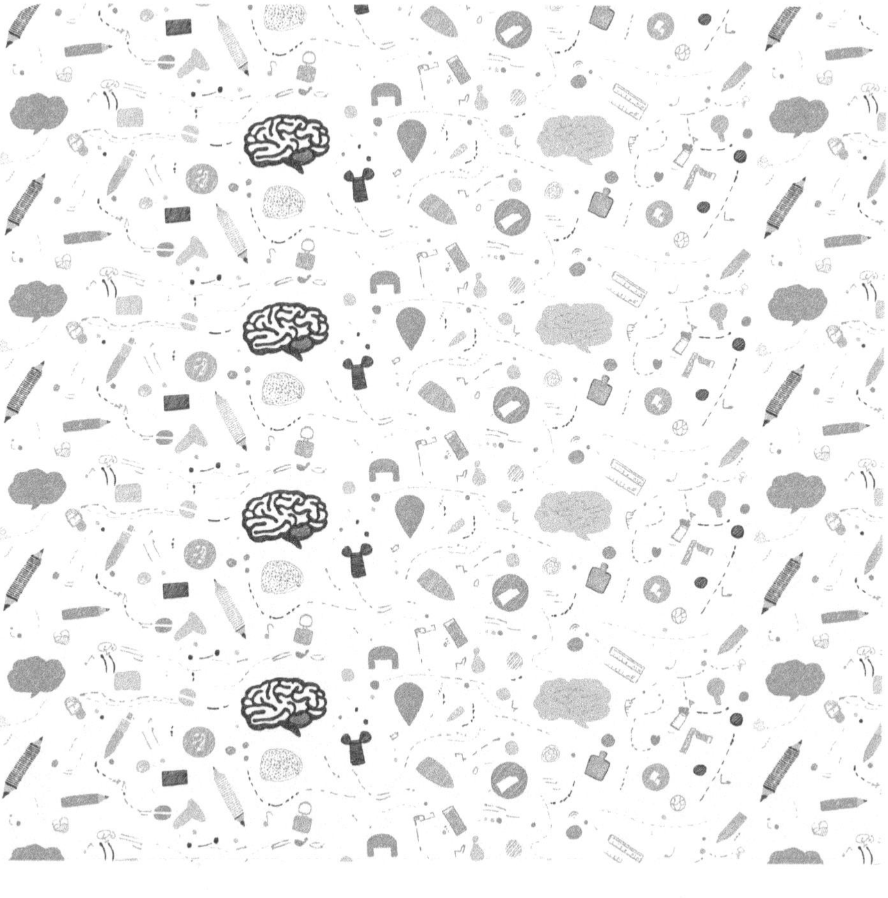

5. 1 Acompañamiento terapéutico

La acompañamiento terapéutico es un componente central del apoyo a las personas con TDAH. Incluye diversos enfoques como la terapia conductual, el coaching de aprendizaje y la terapia ocupacional, que se combinan de manera individual. Estas terapias tienen como objetivo abordar los síntomas del TDAH, optimizar las estrategias de aprendizaje y mejorar la gestión de los desafíos cotidianos. En este proceso, el fortalecimiento de las competencias de autogestión, las funciones ejecutivas y la mejora de la regulación emocional juegan un papel importante. El camino hacia un manejo efectivo del TDAH es individual y desafiante; este capítulo le ofrece una brújula para la acompañamiento terapéutico adecuada.

Un sólido sistema de apoyo que incluya terapia conductual, coaching de aprendizaje y terapia ocupacional, adaptado a las necesidades individuales y con la inclusión del entorno (familia, escuela), es esencial para el éxito sostenible en el manejo del TDAH en el contexto de aprendizaje.

Utilizar la terapia conductual

La terapia conductual ofrece múltiples enfoques para manejar los síntomas del TDAH. Un aspecto importante es la psicoeducación, que proporciona a los afectados y a sus familiares conocimientos sobre el TDAH [s80]. Las técnicas para reducir las distracciones, como la estructuración del lugar de trabajo o el uso de métodos de gestión del tiempo, también son parte de la terapia [s80]. La reestructuración cognitiva ayuda a reconocer y cambiar patrones de pensamiento negativos [s80]. Un estudio mostró que la terapia conductual, en comparación con la relajación con apoyo educativo, condujo a resultados significativamente mejores en la reducción de síntomas, y las mejoras se mantuvieron durante 12 meses [s80]. La terapia fue bien tolerada y presentó bajas tasas de abandono, lo que indica su viabilidad [s80]. La terapia conductual a menudo integra varios componentes. Programas de entrenamiento coordinados para padres, maestros y niños pueden aumentar la efectividad de la terapia [s81]. Por ejemplo, los padres aprenden a reforzar el comportamiento deseado y a reducir el comportamiento no deseado. Los maestros pueden desarrollar estrategias para fomentar la atención de los niños en clase. Los propios niños aprenden técnicas de autorregulación y manejo de la impulsividad. La terapia multicomponente mostró en un estudio mejoras significativas en el comportamiento observado de los niños [s81]. Aunque los efectos positivos se mantuvieron a corto plazo, las diferencias entre los grupos de tratamiento no fueron significativas en el seguimiento [s81]. Esto subraya la importancia del apoyo continuo y la adaptación de la terapia a las necesidades individuales. Además del trabajo con los afectados, la inclusión del entorno también juega un papel importante. El entrenamiento para padres y las intervenciones escolares pueden complementar de manera efectiva la terapia conductual y fomentar la sostenibilidad de los logros [s82] [s83]. A través de la combinación de diferentes enfoques, se puede crear un sistema de apoyo integral que ayude a los afectados a manejar eficazmente sus síntomas de TDAH y mejorar su calidad de vida. La terapia conductual también puede combinarse con tratamiento farmacológico [s83] [s84].

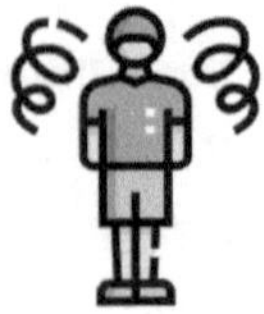

Los estudios sugieren que esta combinación puede ser beneficiosa a largo plazo para reducir comorbilidades psiquiátricas y mejorar la calidad de vida [s84]. La terapia conductual no solo se centra en la reducción de síntomas, sino también en la mejora de comportamientos y relaciones familiares [s85]. Al aprender habilidades efectivas de crianza, los padres pueden fomentar comportamientos deseados y reducir comportamientos problemáticos [s85]. El análisis funcional del comportamiento ayuda a identificar patrones de comportamiento específicos y desarrollar intervenciones dirigidas [s85]. Al cambiar patrones de interacción negativos entre padres e hijos, se puede mejorar la dinámica familiar y reducir conflictos [s85]. La efectividad de la terapia conductual está respaldada por numerosos estudios que muestran mejoras significativas en el comportamiento, el rendimiento escolar y las relaciones familiares [s85]. La adaptación de la terapia conductual a grupos específicos, como adultos con TDAH, también puede tener efectos positivos en los resultados del tratamiento [s86]. Un estudio mostró que la terapia cognitiva conductual puede ser efectiva en adultos con síntomas persistentes a pesar del tratamiento farmacológico [s86].

Bueno saber

Análisis funcional del comportamiento

El análisis funcional del comportamiento investiga las causas y desencadenantes de comportamientos específicos en el TDAH. Ayuda a comprender las relaciones entre el comportamiento, el entorno y las consecuencias, y a desarrollar estrategias individuales para manejar comportamientos desafiantes en el contexto de aprendizaje.

Reestructuración cognitiva

La reestructuración cognitiva ayuda a las personas con TDAH a reconocer patrones de pensamiento negativos y dudas sobre sí mismos que afectan el aprendizaje, y a reemplazarlos por pensamientos positivos y realistas. Esto fortalece la confianza en uno mismo y mejora la motivación para aprender.

Terapia cognitiva conductual

La terapia cognitiva conductual (TCC) es una forma de terapia que se centra en cambiar pensamientos y comportamientos. En el contexto del TDAH y el aprendizaje, la TCC ayuda a reconocer y cambiar patrones de pensamiento negativos que afectan el aprendizaje y a desarrollar estrategias para mejorar la concentración, la organización y la gestión del tiempo.

Progreso de la terapia a lo largo del tiempo

Ilustra la mejora típica del aprendizaje durante la terapia conductual para el TDAH.

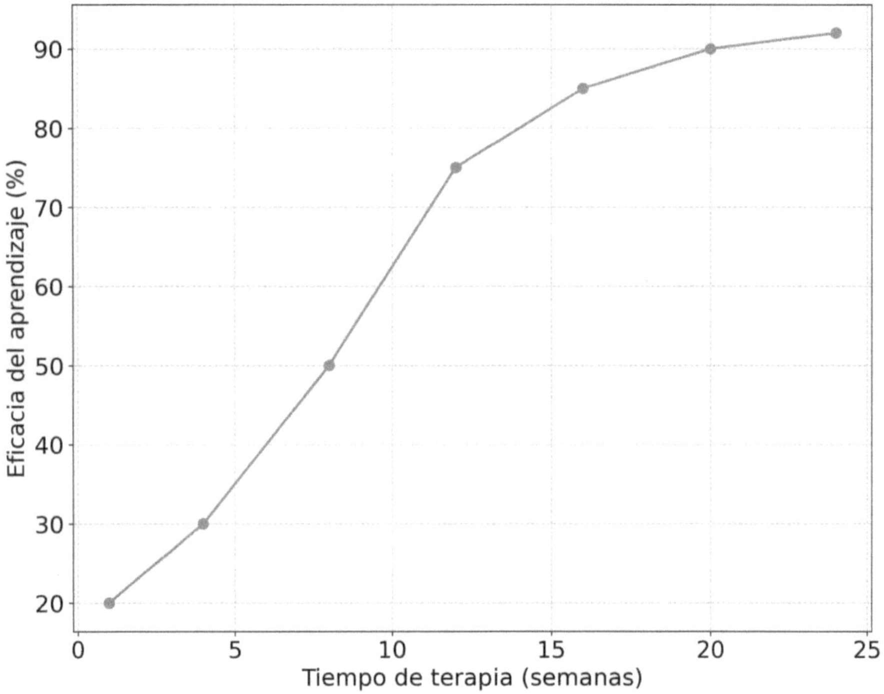

Este gráfico muestra una tendencia general de mejora en la eficacia del aprendizaje a lo largo de la terapia. La fase inicial puede mostrar un progreso más lento a medida que se introducen y adaptan las estrategias. La inclinación más pronunciada en la fase media sugiere una mayor utilización de las habilidades y una mejor autogestión. La meseta hacia el final destaca el potencial de mejora sostenida y la naturaleza continua del mantenimiento de las habilidades.

Integrar el coaching de aprendizaje

El coaching de aprendizaje puede complementar de manera significativa el acompañamiento terapéutico en el caso del TDAH, al considerar las necesidades individuales de aprendizaje y proporcionar estrategias prácticas para afrontar la vida cotidiana. Un aspecto central del coaching de aprendizaje es la promoción de las competencias de autogestión. Los afectados aprenden a identificar sus fortalezas y debilidades, establecer objetivos realistas y organizar su proceso de aprendizaje de manera autónoma. Esto incluye, por ejemplo, la estructuración del espacio de trabajo, el desarrollo de un horario individual o el uso de técnicas de aprendizaje adaptadas a las necesidades específicas. Así, un estudiante con dificultades de concentración puede aprender a combinar fases de estudio de 25 minutos con breves pausas mediante la "técnica Pomodoro", para extender su capacidad de atención y aumentar la eficiencia. A través de la integración de achtsamkeitsuebungen, como se describe en la fuente [s87], los afectados pueden aprender a dirigir su atención de manera intencionada y a minimizar las distracciones. El coaching de aprendizaje también puede fortalecer la motivación y la autoconfianza, al hacer visibles los logros y permitir experiencias de aprendizaje positivas. Otro componente importante es la enseñanza de estrategias para manejar dificultades emocionales, como la ansiedad ante los exámenes o la frustración. A través del desarrollo de mecanismos de afrontamiento y el fortalecimiento de la autoregulación emocional, los afectados pueden aprender a manejar situaciones estresantes de manera más efectiva y mejorar su rendimiento. La integración de intervenciones basadas en la atención plena, como se menciona en [s87], puede además fomentar la aceptación de los propios síntomas y facilitar el manejo de la enfermedad. La combinación del coaching de aprendizaje con otras formas de terapia, como la terapia conductual, puede aumentar la efectividad del tratamiento y ofrecer un enfoque integral para abordar

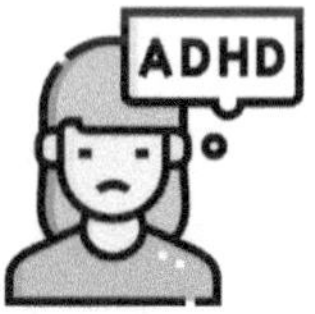

la sintomatología del TDAH. La integración de la atención plena en la terapia cognitivo-conductual, como se sugiere en [s87], podría ser un enfoque prometedor para optimizar aún más las opciones de tratamiento para el TDAH.

Autoregulación emocional

La autoregulación emocional es la capacidad de entender y gestionar las emociones. Para los estudiantes con TDAH, esto es especialmente importante, ya que a menudo tienen dificultades para controlar sus emociones, lo que puede llevar a explosiones de ira, frustración y dificultades en las interacciones sociales. Al aprender estrategias de regulación emocional, los estudiantes con TDAH pueden gestionar mejor sus reacciones emocionales y mejorar sus relaciones con los demás.

Intervenciones basadas en la atención plena

Las intervenciones basadas en la atención plena incorporan prácticas de atención plena en la terapia para ayudar a las personas con TDAH a mejorar su atención, enfoque y regulación emocional. Estas intervenciones pueden ayudar a los estudiantes a observar sus pensamientos y sentimientos sin juicio, lo que conduce a una mayor autoconciencia y habilidades de afrontamiento.

Terapia conductual

La terapia conductual es una forma de terapia que se centra en cambiar patrones de comportamiento. Puede utilizarse en el TDAH para reducir comportamientos no deseados como la impulsividad, la hiperactividad y la falta de atención, al tiempo que se fomentan comportamientos positivos como la concentración, la organización y las habilidades sociales.

Áreas de Enfoque del Coaching

Distribución de las áreas de enfoque en el coaching de aprendizaje para el TDAH.

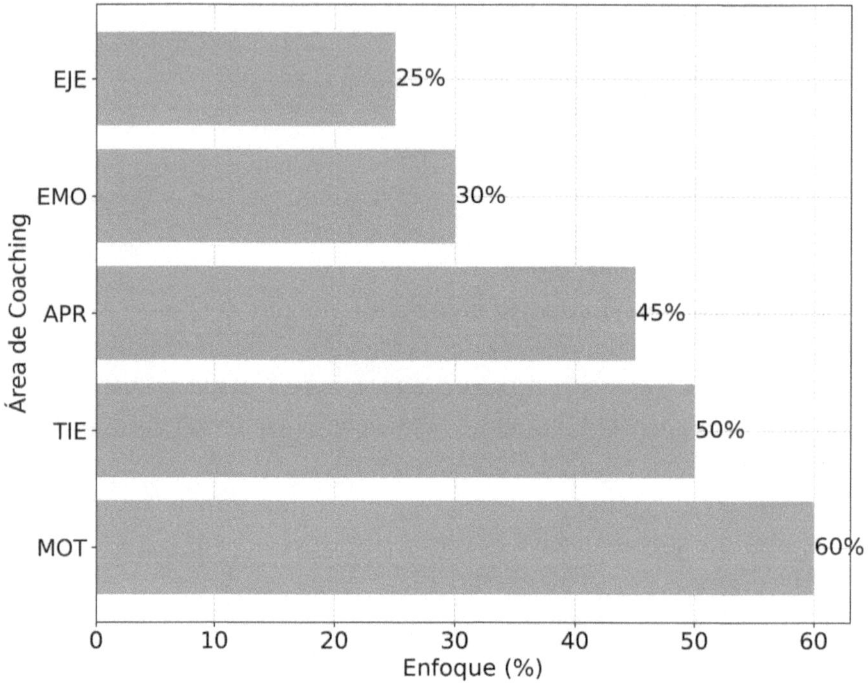

APR: Estrategias de Aprendizaje

EMO: Regulación Emocional

TIE: Gestión del Tiempo

EJE: Funciones Ejecutivas

MOT: Motivación

El gráfico destaca el énfasis relativo puesto en diferentes aspectos del coaching. Las funciones ejecutivas reciben la mayor atención, seguidas de la regulación emocional y las estrategias de aprendizaje. La gestión del tiempo y la motivación, aunque importantes, reciben comparativamente menos atención, lo que sugiere que pueden integrarse en otras áreas o abordarse según sea necesario.

Incorporar la terapia ocupacional

La terapia ocupacional puede complementar positivamente el tratamiento del TDAH al considerar las necesidades individuales de los afectados y proporcionarles estrategias para afrontar tareas cotidianas [s88]. Un enfoque se centra en la mejora de las exekutiven_funktionen, es decir, las habilidades para planificar, organizar y autorregularse [s88]. En la terapia ocupacional, los afectados aprenden, entre otras cosas, a desarrollar estrategias para llevar a cabo actividades diarias de manera efectiva y aumentar su participación en áreas importantes de la vida [s88]. Esto puede incluir, por ejemplo, estructurar la rutina diaria, practicar técnicas de organización o desarrollar estrategias para la regulación emocional. La participación activa de los padres es crucial para anclar las estrategias aprendidas en la vida cotidiana y así fomentar la sostenibilidad de la terapia [s88]. Además, la terapia ocupacional puede mejorar las competencias sociales, especialmente en el comportamiento de juego, a través de intervenciones lúdicas [s89]. A través de retroalimentación en video, la observación de terapeutas y compañeros, así como la inclusión de los padres, los niños pueden aprender nuevos comportamientos y optimizar sus interacciones sociales [s89]. Un enfoque multimodal, que integra mecanismos de retroalimentación y elementos motivadores como juegos digitales, ha demostrado ser especialmente eficaz para fomentar la motivación y el compromiso de los niños [s90]. La terapia ocupacional debe adaptarse siempre a las particularidades neuroanatómicas y neurológicas específicas de los niños con TDAH [s90], para garantizar una eficacia óptima. La mejora de las funciones ejecutivas a través de la terapia ocupacional puede tener un impacto positivo en el rendimiento laboral y en la gestión de tareas cotidianas en jóvenes con TDAH [s91].

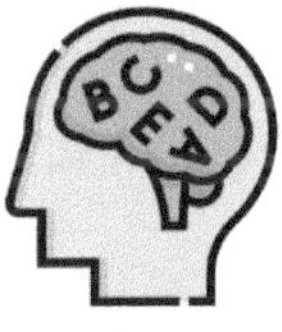

Bueno saber

Enfoque multimodal

Combina diferentes enfoques y métodos terapéuticos para considerar las necesidades individuales de las personas con TDAH. Este enfoque puede incluir terapia ocupacional, terapia conductual, medicamentos y otras intervenciones para lograr los mejores resultados en el aprendizaje y la vida cotidiana.

Neurológico

Se refiere a la función del sistema nervioso, incluido el cerebro. Las particularidades neurológicas en el TDAH pueden influir en el procesamiento de información, el control de impulsos y la atención. Considerar estas particularidades es crucial para un acompañamiento terapéutico efectivo.

Neuroanatómico

Se refiere a la estructura y organización del cerebro. En relación con el TDAH, existen ciertas diferencias neuroanatómicas que pueden contribuir a los síntomas. Comprender estas diferencias es importante para adaptar la terapia a las necesidades individuales.

Eficacia de la terapia ocupacional en el TDAH y el aprendizaje

Eficacia y coste de los métodos de TO para estudiantes con TDAH.

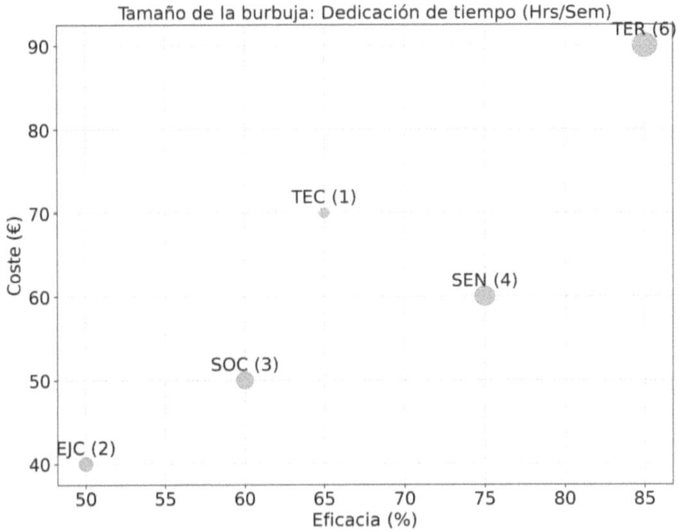

Blasengröße: Dedicación de tiempo (Hrs/Sem)

EJC: Entrenamiento de la Función Ejecutiva

SEN: Integración Sensorial

SOC: Entrenamiento de Habilidades Sociales

TEC: Tecnología de Asistencia

TER: Terapia Conductual

La terapia de integración sensorial muestra una alta eficacia y un coste moderado, lo que la convierte en una intervención potencialmente valiosa. El entrenamiento de la función ejecutiva demuestra un coste menor, pero también una eficacia menor. La tecnología de asistencia tiene una eficacia moderada con costes variables, lo que sugiere que debe considerarse cuidadosamente en función de las necesidades individuales. Si bien la terapia conductual muestra una alta eficacia, su mayor coste podría limitar la accesibilidad. En general, esta visualización sugiere que un enfoque equilibrado que utilice diferentes métodos de terapia ocupacional podría optimizar los resultados en función de las necesidades individuales de los estudiantes y del presupuesto.

Consejos concretos

- Utilice el acompañamiento terapéutico para construir una red de personas que le apoyen en su vida diaria.
- Desarrolle junto a su terapeuta un "protocolo de crisis" individual con pasos concretos a seguir en situaciones de alta carga emocional.
- Establezca con su terapeuta franjas horarias fijas para breves consultas telefónicas entre las sesiones de terapia, con el fin de garantizar la continuidad del apoyo.
- Aproveche el acompañamiento terapéutico para descubrir sus propios recursos y fortalezas y utilizarlos de manera efectiva en su vida cotidiana.
- Pida a su terapeuta que le enseñe diversas técnicas de relajación que pueda aplicar de forma independiente para reducir el estrés.
- Desarrolle junto a su terapeuta objetivos realistas para su desarrollo personal y defina pasos concretos para alcanzarlos.
- Reflexione regularmente sobre el progreso de su acompañamiento terapéutico y hable abiertamente con su terapeuta sobre sus necesidades y expectativas.
- Utilice el acompañamiento terapéutico para mejorar sus habilidades de comunicación y resolver conflictos de manera constructiva.
- Integre activamente las estrategias aprendidas en terapia en su vida diaria y observe los cambios positivos que surgen de ello.
- Comparta sus experiencias con otras personas afectadas sobre el acompañamiento terapéutico y aprenda de sus historias de éxito.
- Vea su acompañamiento terapéutico como una oportunidad para el crecimiento personal y utilice el apoyo para mejorar su calidad de vida de manera sostenible.

5. 2 Ayudas técnicas

Los recursos técnicos ofrecen diversas posibilidades para optimizar el proceso de aprendizaje de los estudiantes con TDAH. Desde programas de aprendizaje y herramientas de organización hasta ayudas para la concentración, las herramientas digitales y analógicas pueden abordar desafíos individuales, desde la estructuración de la rutina de estudio hasta la minimización de distracciones. Sin embargo, el uso exitoso requiere una selección cuidadosa y una adaptación a las necesidades específicas. A continuación, descubra cómo el apoyo técnico puede contribuir al éxito en el aprendizaje.

La eficacia de los recursos técnicos en el TDAH depende en gran medida de la adaptación individual, del uso constante y del apoyo complementario por parte de los docentes o cuidadores.

Utilizar programas de aprendizaje

Los programas de aprendizaje ofrecen diversas oportunidades para individualizar el proceso de aprendizaje y adaptarlo a las necesidades de los estudiantes con TDAH. El aprendizaje en línea permite un aprendizaje flexible, adaptado al estilo y ritmo de aprendizaje individual. Los materiales de aprendizaje pueden ser recuperados y trabajados repetidamente, lo que puede ser especialmente útil para quienes tienen TDAH [s92]. Las aplicaciones de aprendizaje móviles ofrecen flexibilidad adicional y fomentan la motivación [s92]. El éxito del aprendizaje en línea depende en gran medida de factores como la disponibilidad, la legibilidad y el compromiso [s92]. El apoyo de los docentes sigue siendo importante en entornos de aprendizaje digitales para fomentar el compromiso de los estudiantes [s92]. Un programa de aprendizaje en línea bien estructurado que considere estos factores puede influir positivamente en el éxito del aprendizaje. Además del aprendizaje en línea, otras soluciones de software, como tutoriales, simuladores y software de resolución de problemas, ofrecen ventajas de aprendizaje [s93]. Los tutoriales transmiten conocimientos paso a paso y permiten la profundización autónoma de temas. Los simuladores permiten practicar habilidades en un entorno seguro, sin miedo a cometer errores. El software de resolución de problemas fomenta el pensamiento analítico y la planificación estratégica. Los programas de aprendizaje pueden integrar diversas tareas de aprendizaje, desde la lectura de textos y la visualización de videos hasta la resolución de problemas [s93]. La evaluación de los programas de aprendizaje por parte de los participantes y la valoración del éxito del aprendizaje son cruciales para la optimización del software y del proceso de aprendizaje [s93]. La realidad virtual (VR) ofrece experiencias de aprendizaje inmersivas y permite practicar tareas complejas en un entorno seguro [s94]. En escenarios de VR, los estudiantes pueden cometer errores sin temer consecuencias reales y mejorar su rendimiento a través de la repetición [s94]. Un estudiante de medicina, por ejemplo, puede practicar una operación compleja en realidad virtual repetidamente antes de realizarla en un paciente real. Las formaciones en VR son rentables, ya que pueden llevarse a cabo en espacios pequeños con equipo mínimo [s94]. La posibilidad de crear currículos de VR a medida permite abordar necesidades de aprendizaje específicas [s94]. Los datos de rendimiento generados en simulaciones de VR proporcionan información valiosa sobre el comportamiento de aprendizaje e identifican áreas donde se necesita apoyo adicional [s94]. El uso de modelos de lenguaje grande (LLMs) también ofrece nuevas oportunidades en el ámbito educativo [s95]. Los LLMs pueden apoyar el aprendizaje orientado a problemas al crear rutas de aprendizaje personalizadas o actuar como tutores virtuales [s95]. Sin embargo, la integración de IA en los programas de aprendizaje requiere un manejo responsable y una capacitación adecuada de los docentes [s95]. La evaluación de los resultados de aprendizaje y la retroalimentación de los estudiantes son esenciales para medir y optimizar la efectividad de los LLMs en el proceso de aprendizaje [s95]. La combinación de diferentes programas de aprendizaje, como el aprendizaje en línea, la VR y los LLMs, ofrece un amplio espectro de posibilidades para adaptar el aprendizaje a las necesidades individuales de los estudiantes con TDAH.

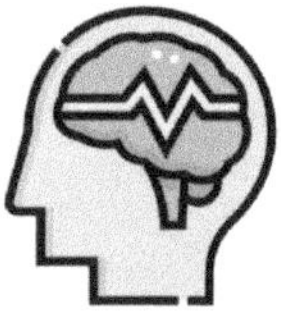

Características del Software para el Aprendizaje con TDAH

Comparación de las características del software de aprendizaje relevantes para el TDAH

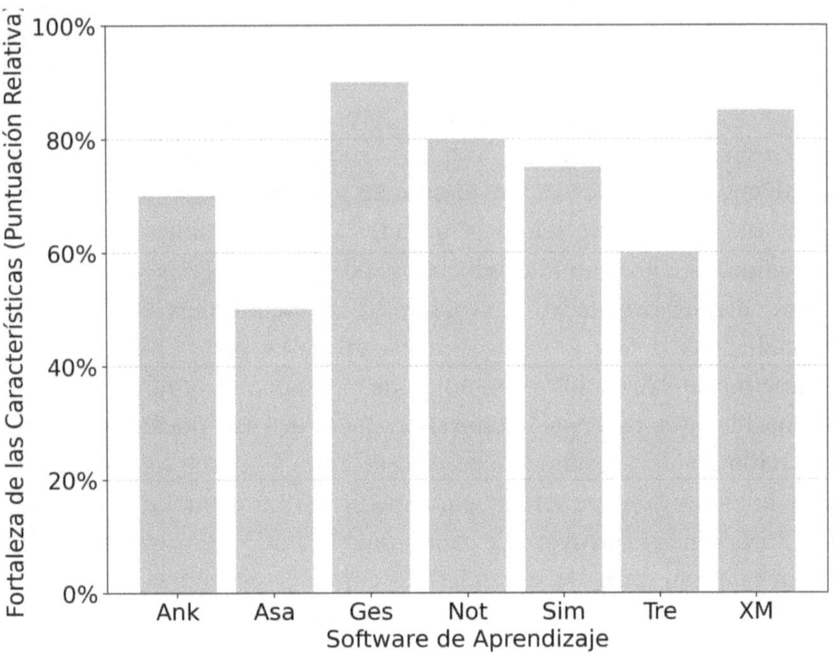

Ank: Anki

Asa: Asana

Ges: GestorMental

Not: Notion

Sim: SimpleMind

Tre: Trello

XM: XMind

GestorMental sobresale en la organización visual y la lluvia de ideas, mientras que la fuerza de Anki reside en la repetición espaciada. Notion ofrece un buen equilibrio de características, pero puede ser abrumador para algunos. Trello y Asana están menos especializados para el aprendizaje, pero proporcionan herramientas sólidas de gestión de proyectos aplicables a la vida académica. SimpleMind y XMind ofrecen capacidades de mapas mentales similares a GestorMental, pero con potencialmente menos características. En general, el software ideal depende de los estilos de aprendizaje y las preferencias individuales.

Utilizar herramientas de organización

Las herramientas de organización ofrecen a las personas con TDAH estructura y apoyo en la planificación y ejecución de tareas. Los calendarios digitales, por ejemplo, permiten registrar citas, plazos y recordatorios que se señalan automáticamente. [s96] Estas funciones de recordatorio reducen el riesgo de olvidar citas o tareas importantes. Además, muchos calendarios ofrecen la posibilidad de desglosar tareas en subtareas y establecer prioridades. [s96] Esto facilita la organización de proyectos complejos y fomenta un enfoque sistemático. Las aplicaciones de notas en teléfonos inteligentes o tabletas permiten capturar pensamientos, ideas e información en cualquier momento y lugar. Estas notas digitales pueden ser categorizadas, buscadas y compartidas con otros, lo que facilita la organización de la información. Además de las herramientas digitales, los métodos analógicos, como calendarios de pared o cuadernos, pueden ser útiles. La elección de la herramienta de organización adecuada depende de las preferencias y necesidades individuales. [s97] La integración de varias áreas en un programa sin fisuras, facilitada por avances tecnológicos, puede ser especialmente prometedora. [s97] Es importante utilizar la herramienta elegida de manera consistente e integrarla en la vida diaria. Una rutina diaria bien estructurada con hábitos fijos puede además apoyar la organización y planificación. [s96] A través de la combinación de herramientas digitales y analógicas, así como de rutinas establecidas, las personas con TDAH pueden mejorar su organización y aumentar su productividad.

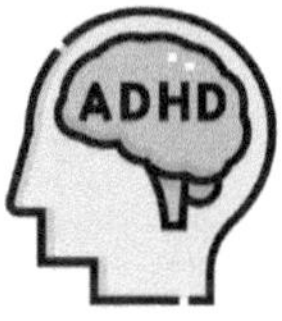

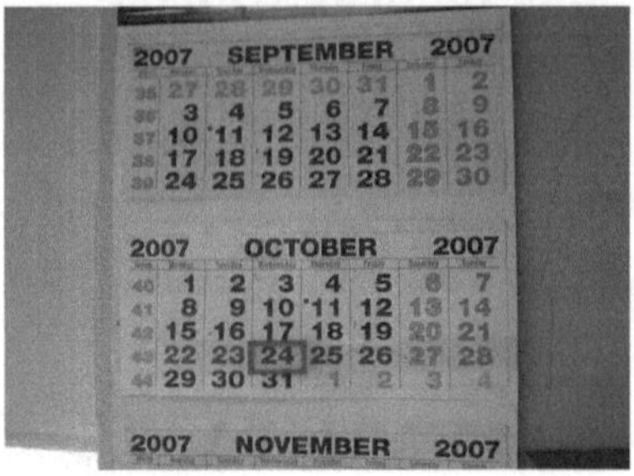

Calendario de pared [i46]

Bueno saber

Avances tecnológicos

Los avances tecnológicos permiten la integración de diversas funciones en un programa, lo que ofrece a las personas con TDAH un apoyo integral en la organización y planificación.

Funciones de recordatorio

Las funciones de recordatorio en calendarios digitales o aplicaciones apoyan a las personas con TDAH al alertarlas a tiempo sobre tareas o citas pendientes, evitando así el olvido de cosas importantes.

Calendarios digitales

Los calendarios digitales ayudan a las personas con TDAH a mantener un seguimiento de sus citas y tareas, recordándoles a tiempo cosas importantes. Esto reduce el estrés y mejora la fiabilidad.

Tecnología de asistencia para el TDAH

Desglose del uso de herramientas de tecnología de asistencia para el manejo del TDAH en el ámbito académico.

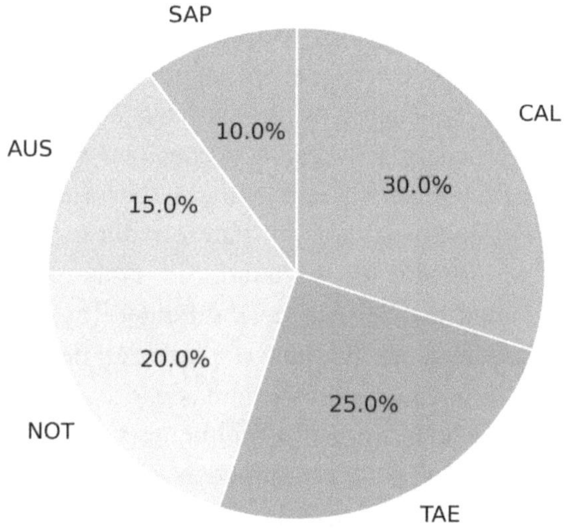

AUS: Auriculares con cancelación de ruido

NOT: Software para tomar notas/mapas mentales

TAE: Aplicaciones de gestión de tareas

CAL: Calendarios digitales y recordatorios

SAP: Software de aprendizaje específico (p. ej., texto a voz)

Este gráfico destaca la variada dependencia de diferentes tipos de herramientas de tecnología de asistencia. Los calendarios digitales y las aplicaciones de gestión de tareas son cruciales para gestionar el tiempo y la organización, lo que refleja los desafíos comunes con la función ejecutiva en el TDAH. El software para tomar notas y mapas mentales ayuda en el procesamiento y la retención de información, mientras que los auriculares con cancelación de ruido abordan la dificultad con la concentración y las distracciones. La menor dependencia del software de aprendizaje específico sugiere un área potencial para el crecimiento y la exploración, lo que posiblemente indica que las personas no están utilizando completamente los recursos disponibles o pueden estar encontrando otras estrategias efectivas.

Utilizar ayudas para la concentración

Las ayudas para la concentración pueden ofrecer un valioso apoyo a las personas con TDAH para mantener el enfoque y minimizar las distracciones. Entre ellas se encuentran los llamados Fidget Toys, pequeños objetos que se pueden manipular con la mano. Estos pueden ayudar a los estudiantes con TDAH a mantenerse concentrados durante las clases, proporcionando una forma de liberar energía excesiva y canalizar la inquietud motora [s98]. Al "fidgetear", se genera una entrada sensorial que satisface la necesidad de movimiento y, por lo tanto, reduce potencialmente el comportamiento perturbador en el aula. Sin embargo, es importante establecer reglas claras para el uso de los Fidget Toys, para asegurarse de que no se conviertan en un nuevo potencial de distracción. Una forma es limitar su uso a momentos o tareas específicas y evaluar junto con el estudiante si la concentración realmente mejora. Porque aunque los Fidget Toys pueden parecer aumentar la atención, también es importante mantener en perspectiva la realización efectiva de las tareas [s98]. Una mayor atención por sí sola no garantiza una mayor productividad. Además de los Fidget Toys, existen otras ayudas para la concentración, algunas de ellas digitales, como geraeuschunterdrueckende_kopfhoerer o apps, que generan ruidos de fondo que ayudan a concentrarse. Aquí también es crucial la selección y adaptación individual a las necesidades del usuario. Es fundamental encontrar la combinación adecuada de herramientas y estrategias para fomentar de manera sostenible la capacidad de concentración.

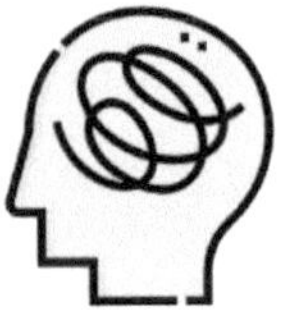

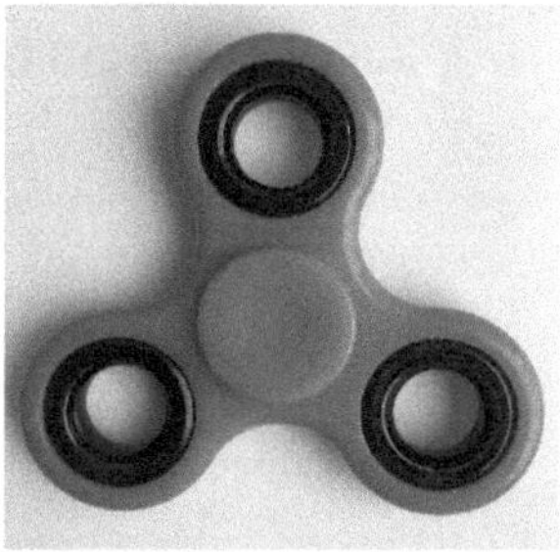

Juguetes antiestrés [i47]

Bueno saber

Apps

Aplicaciones de software para smartphones o tabletas que pueden ofrecer diversas funciones para apoyar el aprendizaje, como temporizadores, planificadores de tareas o programas de aprendizaje específicos. Algunas apps también generan ruidos de fondo que ayudan a concentrarse.

Fidget Toys

Pequeños objetos que pueden ayudar a liberar la inquietud y la energía excesiva mediante la manipulación en la mano, promoviendo así la concentración durante el aprendizaje. Ejemplos incluyen pelotas de masilla, Tangles o pequeñas figuras.

Tecnología de asistencia para el TDAH

Eficacia de diversas tecnologías de asistencia para el TDAH en entornos académicos.

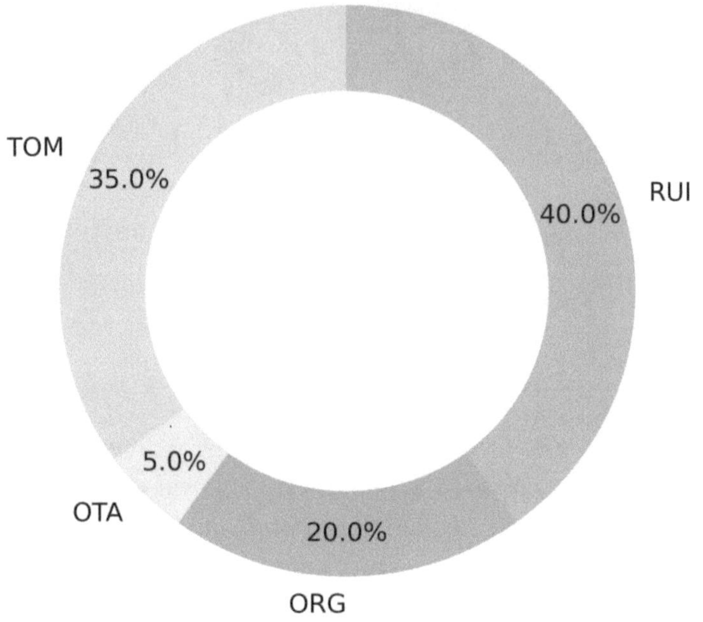

ORG: Ayuda para tomar notas (Software, Grabadoras)

OTA: Otras tecnologías de asistencia (texto a voz, mapas mentales)

RUI: Reducción de ruido (auriculares, ruido blanco)

TOM: Gestión del tiempo y organización (aplicaciones, planificadores)

Las herramientas de reducción de ruido muestran el mayor impacto, lo que sugiere que las distracciones auditivas son un desafío significativo. Las herramientas de gestión del tiempo y organización también son muy eficaces, lo que indica dificultades con la planificación y la ejecución. Si bien las ayudas para tomar notas son útiles, su menor impacto puede reflejar estilos de aprendizaje individuales o la naturaleza de las tareas académicas específicas. En general, los datos enfatizan las diversas necesidades de los estudiantes con TDAH y los beneficios potenciales de combinar diferentes tecnologías de asistencia.

Consejos concretos

- Elabore un inventario personal de sus herramientas tecnológicas y evalúe su efectividad para sus necesidades individuales.
- Explore nuevas aplicaciones y programas diseñados específicamente para la organización y la concentración, y pruébelos en su vida diaria.
- Conecte sus herramientas tecnológicas entre sí para garantizar un flujo de información fluido y una gestión centralizada de datos.
- Aproveche las posibilidades del reconocimiento de voz para tomar notas, redactar textos o gestionar tareas sin necesidad de escribir.
- Cree listas de verificación digitales para tareas y rutinas recurrentes, simplificando su organización y ahorrando tiempo.
- Utilice relojes inteligentes o rastreadores de actividad para monitorear sus fases de actividad y períodos de descanso, optimizando su rutina diaria.
- Experimente con diferentes fondos de pantalla y diseños para crear un entorno visual que fomente su concentración.
- Configure recordatorios automáticos para citas y tareas importantes, adaptados a sus necesidades individuales.
- Utilice servicios en la nube para almacenar sus datos de forma segura y acceder a ellos desde diferentes dispositivos.
- Cree mapas mentales digitales para visualizar temas complejos y comprender mejor las interrelaciones.
- Utilice software de texto a voz para que le lean textos y así activar su percepción auditiva.
- Programe sus propios pequeños programas de ayuda para abordar desafíos específicos en el uso de herramientas tecnológicas.

5. 3 Red social

Una red social sólida ofrece a los estudiantes con TDAH un valioso apoyo que va más allá de la familia y la escuela. Sin embargo, la creación de tales redes, compuestas por mentores, compañeros de estudio y actores extracurriculares, presenta desafíos. Tanto la coordinación de los diferentes involucrados como la garantía de un apoyo sostenible requieren una planificación cuidadosa y estructuras flexibles. A continuación, descubra cómo construir y mantener una red de apoyo viable para niños y jóvenes con TDAH.

Un sólido sistema de apoyo formado por mentores, compañeros de aprendizaje y familia, que esté bien conectado y comunique de manera efectiva, maximiza el éxito educativo de los estudiantes con TDAH.

Incorporar mentores

Los mentores pueden ofrecer un apoyo valioso a los estudiantes con TDAH y dificultades de aprendizaje. Programas de mentores fomentan tanto el rendimiento académico como el bienestar social y emocional. [s99] Un mentor puede transmitir estrategias de aprendizaje individuales y fomentar habilidades organizativas. También ofrece apoyo emocional y ayuda al estudiante a enfrentar los desafíos cotidianos. A través del intercambio con un mentor, el estudiante experimenta comprensión y reconoce que no está solo con sus dificultades. La relación con un mentor puede fortalecer la autoestima y aumentar la motivación. La selección y capacitación de los mentores son cruciales para el éxito de un programa de este tipo. [s99] Los mentores necesitan conocimientos específicos sobre TDAH y dificultades de aprendizaje para entender las necesidades del estudiante. La capacitación en técnicas de comunicación, escucha activa y estrategias de resolución de problemas es útil. El mentor debe ser capaz de establecer una relación de confianza con el estudiante y tratarlo en igualdad de condiciones. Reuniones regulares y un marco claro para la mentoría crean estructura y brindan orientación al estudiante. El mentoría entre pares, es decir, la mentoría por parte de un compañero, también puede tener efectos positivos. [s99] Los compañeros pueden servir de modelos a seguir y ayudar al estudiante a orientarse mejor en la escuela. También pueden apoyarlo en el aprendizaje y desarrollar estrategias de estudio juntos. Un clima escolar positivo y buenas relaciones entre los estudiantes se fomentan a través de sistemas de apoyo entre pares. [s100] Involucrar a los estudiantes en la planificación y ejecución de intervenciones de apoyo entre pares es importante para aumentar su efectividad. [s100] De este modo, los estudiantes pueden participar activamente y expresar sus necesidades y deseos. Los programas de mentoría en línea ofrecen una alternativa flexible a los modelos de mentoría tradicionales. [s99] Superan las distancias físicas y permiten el acceso a un mayor número de mentores. La comunicación se realiza a través de videoconferencias, correos electrónicos o foros en línea. Los mentores en línea pueden

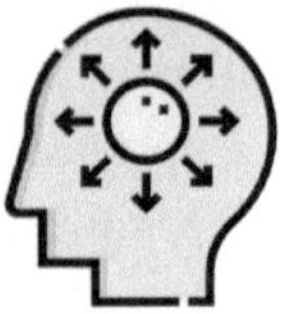

ofrecer a los estudiantes valiosos consejos sobre cómo utilizar plataformas de aprendizaje digitales y organizarse en el espacio digital. Un estudiante que tiene dificultades para concentrarse en clase podría aprender de un mentor en línea cómo minimizar las distracciones y enfocarse en la información esencial. Las herramientas digitales, como aplicaciones de planificación o programas de aprendizaje, pueden apoyar la colaboración entre el mentor y el estudiante. Es importante que las herramientas elegidas se adapten a las necesidades del estudiante y sean fáciles de usar. El mentor puede ayudar al estudiante a utilizar las herramientas de manera efectiva e integrarlas en su rutina de aprendizaje. El apoyo de la escuela y la familia también es fundamental para el éxito de los programas de mentoría. [s100] Un intercambio regular entre el mentor, el estudiante, los profesores y los padres asegura que todos los involucrados estén informados sobre los progresos y puedan trabajar juntos en soluciones.

Bueno saber

Apoyo entre pares

Los sistemas de apoyo entre pares crean un clima escolar positivo en el que los estudiantes con TDAH reciben apoyo y comprensión de sus compañeros. Esto puede ayudar a reducir la aislamiento social y fomentar la integración.

Mentoría entre pares

En la mentoría entre pares, un compañero es designado como mentor. Esto puede ser especialmente útil para estudiantes con TDAH, ya que les permite aprender de sus iguales y identificarse con alguien que ha enfrentado desafíos similares.

Mentoría en línea

La mentoría en línea ofrece a los estudiantes con TDAH flexibilidad y acceso a un espectro más amplio de mentores. Puede ser especialmente útil para estudiantes que viven en áreas rurales o que tienen dificultades para reunirse en persona.

Mentor

Un mentor puede ayudar a un estudiante con TDAH al ofrecerle apoyo emocional, ayudarle a organizarse y enseñarle estrategias de aprendizaje adaptadas a sus necesidades. Un mentor también puede servir como un modelo positivo y ayudar al estudiante a desarrollar confianza y habilidades sociales.

Áreas de enfoque de tutoría

Distribución de temas de tutoría.

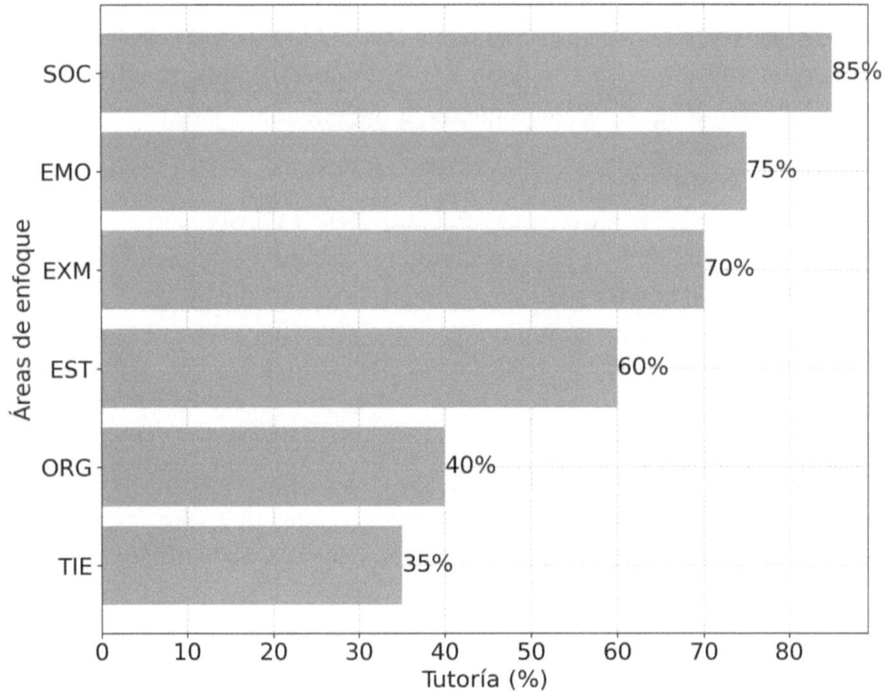

EMO: Regulación emocional	EST: Técnicas de estudio
EXM: Preparación de exámenes	ORG: Organización
SOC: Habilidades sociales	TIE: Gestión del tiempo

El gráfico destaca la importancia relativa de las diferentes áreas de tutoría. La gestión del tiempo y las habilidades organizativas se enfatizan en gran medida, lo que sugiere un fuerte enfoque en la estructuración del aprendizaje. Las técnicas de estudio y la preparación para los exámenes también tienen un peso significativo, lo que indica apoyo para estrategias de aprendizaje efectivas. Si bien se abordan la regulación emocional y las habilidades sociales, reciben comparativamente menos atención, lo que podría indicar un área para mayores esfuerzos de tutoría según las necesidades individuales.

Establecer asociaciones de aprendizaje

Las asociaciones de aprendizaje ofrecen a los estudiantes con TDAH diversas formas de apoyo que van más allá de la clásica relación mentor-estudiante. Un pilar fundamental para el establecimiento de tales asociaciones es la cooperación entre la escuela y actores externos como instituciones de salud o asociaciones. [s101] Así se crea una red que considera las necesidades individuales de los estudiantes con TDAH y les ofrece un amplio espectro de apoyo. Una estructura de liderazgo funcional, que define claramente responsabilidades y vías de comunicación, es esencial para la sostenibilidad de estas asociaciones. [s101] Tal estructura podría consistir en un equipo de coordinación, que incluya representantes de la escuela, de instituciones de salud y de padres. Este equipo establece objetivos comunes, supervisa la implementación de las medidas y ajusta según sea necesario. La orientación hacia objetivos comunes y medibles, que sean relevantes para todos los socios, fortalece la colaboración. [s101] En lugar de centrarse únicamente en el rendimiento escolar, podrían destacarse objetivos como la mejora de las competencias sociales, la regulación emocional o la autoorganización. La medición del éxito se realiza a partir de datos e indicadores concretos que se definen conjuntamente. Así, se puede evaluar objetivamente la efectividad de las asociaciones y, si es necesario, ajustarlas. Una evaluación regular de las asociaciones a través de encuestas o rondas de retroalimentación proporciona información valiosa para el desarrollo continuo. Una infraestructura estable en diferentes niveles – desde la comunidad hasta la escuela y plataformas intermedias – forma la base para asociaciones de aprendizaje exitosas. [s101] Esta infraestructura incluye tanto recursos humanos como trabajadores sociales escolares o coordinadores, así como equipamiento espacial y técnico. Las plataformas digitales pueden facilitar la comunicación y el intercambio de datos entre los socios. Un estudiante que, por ejemplo, participe en un programa deportivo en el marco de una asociación de aprendizaje, podría proporcionar retroalimentación sobre sus progresos a través de una plataforma de este tipo, accesible tanto para el entrenador deportivo como para los profesores y padres. La inclusión de los estudiantes en el diseño de las asociaciones de aprendizaje fortalece su responsabilidad y motivación. Pueden expresar sus necesidades y deseos y participar activamente en el desarrollo de soluciones. Esto no solo fomenta su autoeficacia, sino que también contribuye a que las ofertas se ajusten a sus necesidades reales. Un adolescente con TDAH que tenga dificultades con la gestión del tiempo podría desarrollar, junto con su mentor y un orientador profesional, un horario individual que contemple tanto las obligaciones escolares como los pasatiempos y actividades de ocio. A través de la interconexión de diversos actores, surgen efectos de sinergia que optimizan el apoyo individual a los estudiantes con TDAH. Las asociaciones de aprendizaje ofrecen un sistema de apoyo integral que va más allá del contexto escolar y acompaña a los estudiantes en su camino hacia un aprendizaje autodeterminado y la participación social.

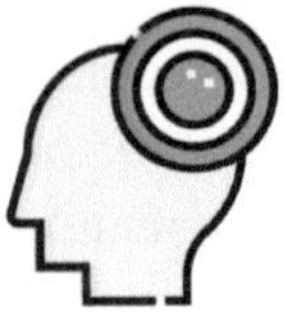

Bueno saber

Efectos de sinergia
Los efectos positivos que surgen de la colaboración de diversos actores en la red. A través del intercambio de conocimientos, experiencias y recursos, se pueden diseñar de manera más efectiva las medidas de apoyo individual para los estudiantes con TDAH y mejorar la integración social.

Equipo de coordinación
Un grupo de personas de diferentes áreas (escuela, instituciones de salud, padres) que coordina la colaboración y comunicación en la red, establece objetivos comunes y planifica la implementación de medidas para optimizar el entorno de aprendizaje y la integración social de los estudiantes con TDAH.

Infraestructura
Los recursos y estructuras existentes (humanos, espaciales, técnicos) que apoyan las asociaciones de aprendizaje y el intercambio en la red. Esto incluye trabajadores sociales escolares, plataformas digitales para la comunicación y espacios de aprendizaje adecuados que se ajusten a las necesidades de los estudiantes con TDAH.

Éxito de la Asociación de Aprendizaje

Correlación entre esfuerzo, apoyo y éxito en las asociaciones de aprendizaje.

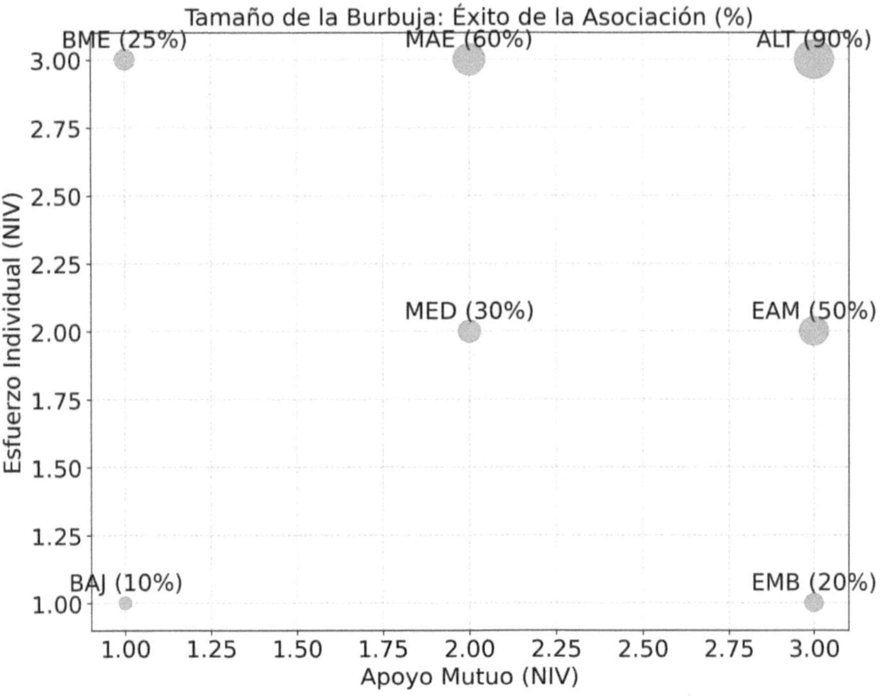

Blasengröße: Éxito de la Asociación (%)

ALT: Alto Esfuerzo, Alto Apoyo

BME: Bajo Apoyo, Esfuerzo Medio

EMB: Esfuerzo Medio, Bajo Apoyo

MED: Esfuerzo Medio, Apoyo Medio

BAJ: Bajo Esfuerzo, Bajo Apoyo

EAM: Alto Esfuerzo, Apoyo Medio

MAE: Apoyo Medio, Alto Esfuerzo

El gráfico indica que los niveles más altos de apoyo mutuo y esfuerzo individual se correlacionan con un mayor éxito en las asociaciones de aprendizaje. Las asociaciones con bajo esfuerzo y apoyo muestran un éxito mínimo. Si bien algunas asociaciones logran un éxito moderado con un esfuerzo moderado, el alto éxito parece requerir tanto un esfuerzo sustancial como un fuerte apoyo mutuo.

Activar el apoyo familiar

El apoyo familiar es esencial para los estudiantes con TDAH y dificultades de aprendizaje, ya que crea un entorno de aprendizaje positivo y fomenta el rendimiento escolar. La comunicación abierta dentro de la familia ayuda a comprender las necesidades del niño y a desarrollar estrategias en conjunto. Es útil establecer reuniones familiares regulares en las que se discutan asuntos escolares, así como éxitos y dificultades en la vida cotidiana. Una rutina diaria estructurada con horarios fijos para tareas, comidas y actividades de ocio proporciona al niño con TDAH estabilidad y orientación. El diseño del espacio de estudio debe ser libre de distracciones y permitir que el niño se concentre en sus tareas. Los padres también pueden aumentar la motivación de su hijo y fortalecer su confianza a través de refuerzo positivo. El elogio y el reconocimiento por los esfuerzos y logros, independientemente del resultado, son importantes. La colaboración con la escuela también es esencial. Los padres deben mantener contacto regular con los maestros para informarse sobre el progreso académico de su hijo y encontrar juntos soluciones a las dificultades. Los padres de adolescentes con TDAH deben prestar especial atención al uso de medios y establecer reglas y límites claros. Una supervisión demasiado laxa puede llevar a un uso problemático de las redes sociales, mientras que los padres que viven con TDAH pueden no ser los mejores modelos a seguir en el manejo de los medios digitales. [s102] Un contrato familiar que regule el tiempo de uso diario y establezca acuerdos concretos sobre el uso de redes sociales puede ser útil para garantizar un uso equilibrado de los medios. A través de la participación activa en el entorno familiar, los padres pueden apoyar óptimamente a su hijo con TDAH y ayudarle a alcanzar su máximo potencial.

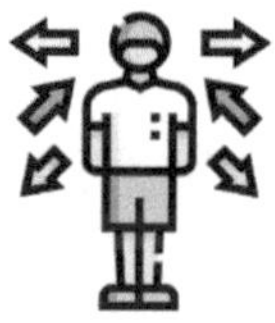

Bueno saber

Contrato familiar

Un contrato familiar puede establecer reglas claras para el uso de medios, especialmente redes sociales, ayudando así a los adolescentes con TDAH a aprender a manejar de manera saludable los medios digitales y reducir las distracciones al estudiar.

Redes sociales

El uso de redes sociales por parte de adolescentes con TDAH debe ser regulado en el marco de un contrato familiar para asegurar un uso equilibrado de los medios y minimizar los posibles efectos negativos en la concentración y el proceso de aprendizaje.

Refuerzo positivo

En el TDAH, el refuerzo positivo puede fortalecer la motivación para aprender y la autoestima al enfatizar los logros y esfuerzos para fomentar un comportamiento positivo.

Fuentes de Apoyo Familiar

Distribución de los tipos de apoyo para estudiantes con TDAH.

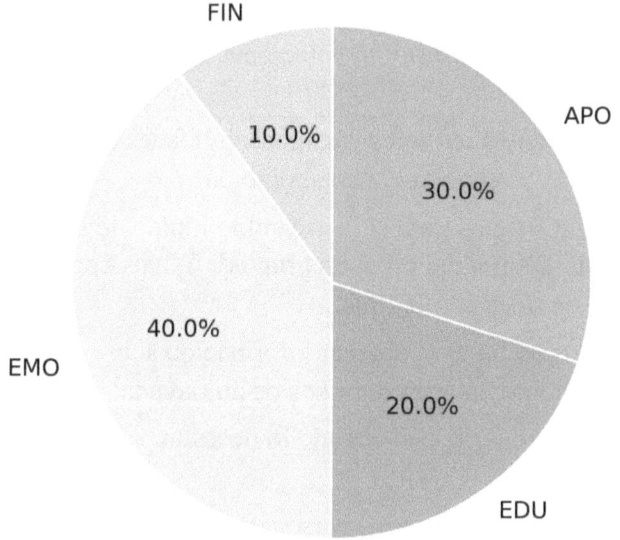

APO: Apoyo Práctico (Organización, Gestión del Tiempo)

EDU: Orientación Educativa (Estrategias de Aprendizaje, Defensa)

EMO: Apoyo Emocional (Ánimo, Comprensión)

FIN: Asistencia Financiera (Tutoría, Recursos)

El apoyo emocional constituye la mayor parte, lo que destaca la importancia de un entorno estable y comprensivo. La asistencia práctica y la orientación educativa también son cruciales, lo que indica la necesidad de ayuda tangible con la organización y las estrategias de aprendizaje. Si bien la asistencia financiera representa una porción menor, aún puede desempeñar un papel importante en el acceso a recursos como tutorías o tecnologías de asistencia. Un enfoque equilibrado en todas las áreas contribuye a un sistema de apoyo integral.

Consejos concretos

- Amplíe activamente su red social estableciendo contactos personales con compañeros, profesores y otros apoyos.
- Elabore una lista de personas en su entorno que potencialmente pueden ofrecerle apoyo y diríjase a ellas de manera específica.
- Organice reuniones regulares con su círculo de apoyo para intercambiar ideas, desarrollar soluciones conjuntamente y recargar motivación.
- Defina junto con su red roles y responsabilidades claras para evitar malentendidos y optimizar la colaboración.
- Desarrolle un sistema para el intercambio rápido de información dentro de su red, por ejemplo, un grupo de WhatsApp o una plataforma en línea compartida.
- Utilice su red social para obtener información sobre oportunidades de financiamiento, talleres o grupos de autoayuda.
- No dude en solicitar apoyo cuando lo necesite; su red está ahí para ayudarle.
- Agradezca regularmente a las personas en su red por su apoyo y muestre su aprecio.
- Reflexione sobre la composición y el funcionamiento de su red social y ajústela según sea necesario.
- Considere su red social como un proceso dinámico y aproveche las oportunidades para ampliarla y fortalecerla continuamente.
- Identifique junto con su red posibles fuentes de conflicto y desarrolle estrategias para la resolución constructiva de conflictos.
- Documente el apoyo que recibe de su red para poder presentar pruebas en caso de necesidad.

Revisión - 5. Sistemas de apoyo

Un sistema de apoyo efectivo para personas con TDAH en el contexto de aprendizaje requiere un enfoque multifacético que va mucho más allá de la mera transmisión de conocimientos. Se trata de tejer una red individual de estrategias, herramientas y recursos humanos que ayuden a los afectados a aprovechar sus fortalezas y superar sus desafíos. Comience creando un entorno propicio para el aprendizaje. Reduzca las distracciones en el lugar de trabajo, establezca estructuras y rutinas claras en el día a día y utilice herramientas de organización como calendarios digitales o aplicaciones de notas para mantener el control. Además, integre métodos para mejorar la concentración, como juguetes antiestrés o auriculares con cancelación de ruido. Preste siempre atención a las necesidades individuales y evalúe conjuntamente qué herramientas realmente fomentan la concentración y la productividad.

Además de la estructura externa, el fortalecimiento de los recursos internos juega un papel crucial. Enfoques de terapia conductual, como la reestructuración cognitiva y el análisis funcional del comportamiento, ayudan a romper patrones de pensamiento negativos y a aprender nuevos comportamientos constructivos. Complementariamente, el coaching educativo puede fomentar las competencias de autogestión y proporcionar estrategias para la autorregulación emocional. Los ejercicios de atención plena pueden ayudar a enfocar la atención y a manejar mejor las situaciones de estrés. La terapia ocupacional puede fortalecer las funciones ejecutivas y mejorar la gestión de las tareas cotidianas. Recuerde que la combinación de diferentes formas de terapia a menudo representa la solución más efectiva.

La inclusión del entorno social también es de gran importancia. Active el apoyo familiar a través de una comunicación abierta y la fijación de objetivos comunes. Un contrato familiar puede, por ejemplo, establecer reglas claras para el uso de medios y así minimizar las distracciones. Los programas de mentores, el mentoría entre pares y los sistemas de apoyo entre pares ofrecen apoyo adicional y fomentan la integración social. También el mentoría en línea puede ser un complemento valioso, especialmente para estudiantes en áreas rurales. Establezca asociaciones de aprendizaje con actores externos a la escuela para crear una red integral que satisfaga las necesidades individuales. Un equipo de coordinación, compuesto por representantes de la escuela, instituciones de salud y padres, puede facilitar y gestionar la colaboración de manera efectiva.

La implementación de un sistema de apoyo como este puede parecer inicialmente un desafío. Posibles obstáculos incluyen la disponibilidad de recursos, la coordinación de los diferentes actores o la aceptación de nuevos métodos. Sea consciente de que establecer un sistema funcional requiere tiempo y paciencia. Comience con pequeños pasos, concéntrese en las áreas más importantes y ajuste continuamente las medidas a las necesidades individuales. Evaluaciones regulares y rondas de retroalimentación le ayudarán a medir el éxito y a optimizar el sistema de manera constante. Con un sistema de apoyo bien coordinado, creará las condiciones para un aprendizaje exitoso y un desarrollo positivo de las personas con TDAH. Invierta en este apoyo: ¡vale la pena!

Ofertas adicionales gratuitas planificadas

Nos complace poder ofrecerle en el futuro materiales complementarios gratuitos para este libro:

- Un capítulo bonus exclusivo con contenido adicional
- Un resumen compacto de todo el libro en formato PDF
- Una versión de radioteatro (En Planificación)

Se prevé que estos materiales se publiquen en 2025.
Le invitamos a visitar nuestro sitio web hoy mismo. Cuando se lance nuestro servicio de boletín (previsto para 2025), podrá registrarse para recibir actualizaciones y no perderse ninguna novedad sobre las ofertas adicionales gratuitas.

www.SaageBooks.com/es/tdah_y_aprendizaje-bonus-9BELYJ

Estimados lectores,

Nos sentimos profundamente honrados de que hayan dedicado tiempo a leer nuestro libro de principio a fin. Nuestro mayor deseo es proporcionarles ideas valiosas y orientación práctica. Su confianza en nuestro trabajo significa mucho para nosotros. Esperamos que la lectura haya sido enriquecedora para ustedes. Si tienen alguna pregunta o sugerencia, no duden en contactarnos a través de nuestro sitio web.

Si han disfrutado de este libro, agradeceríamos enormemente una reseña honesta. Pueden dejar fácilmente su valoración honesta en la plataforma de venta donde compraron el libro.
¡Gracias por su apoyo!

Bendis Saage

Saage Media GmbH - Equipo

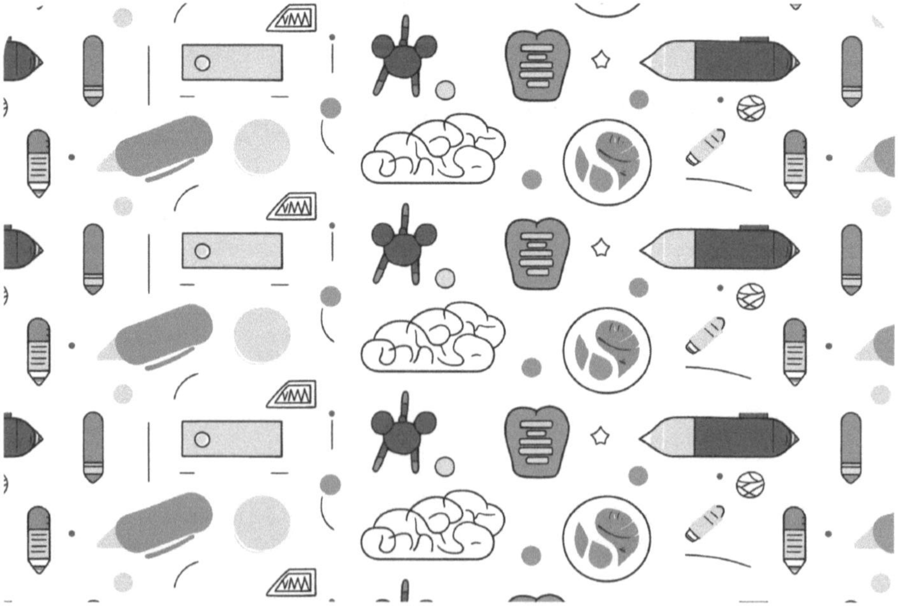

www.SaageBooks.com/es

¡Descubre más! Nuestro sitio web editorial te ofrece una variada selección de libros adicionales. Además de contenido gratuito y materiales exclusivos de bonificación, encontrarás información detallada sobre nuestras obras. Explora nuestra extensa oferta digital y déjate inspirar por experiencias adicionales de lectura.

www.SaageBooks.com/es

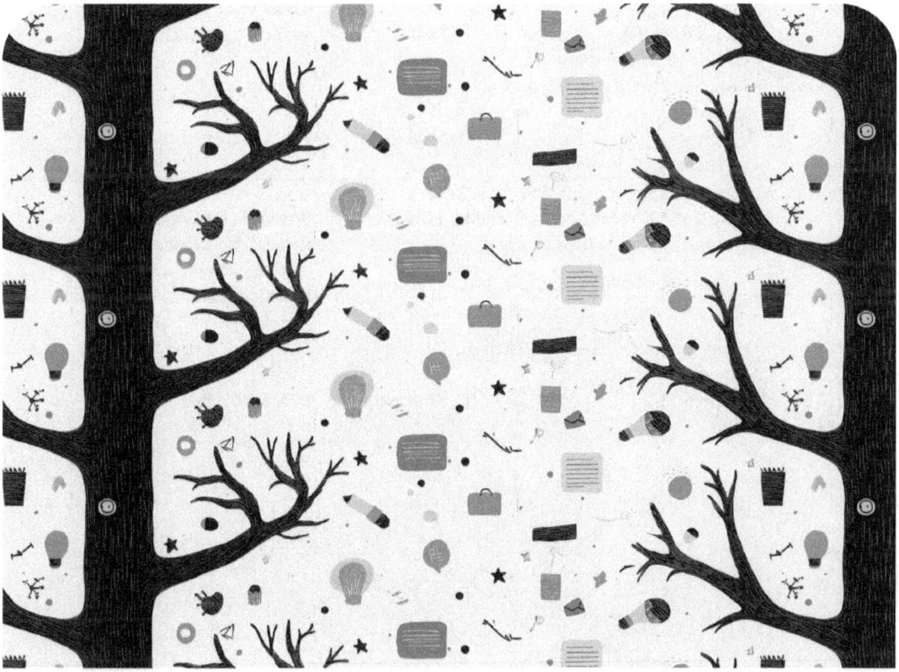

Fuentes

Nuestro sincero agradecimiento a todos los autores de las fuentes científicas y no científicas citadas, a los operadores de los sitios web referenciados y a los creadores de las imágenes, gráficos y estudios utilizados, cuyo valioso trabajo ha contribuido a la creación de este libro.
Para más información, le recomendamos visitar los sitios web de las fuentes.
Si descubre errores de asignación u otras inconsistencias, por favor contáctenos.

Todas las fuentes fueron consultadas por última vez el: 2025-02-17

[s1] - https://pmc.ncbi.nlm.nih.gov/articles/PMC3724232/

Autor:	Timothy E Wilens, Thomas J Spencer	**Título:**	Understanding Attention-Deficit/ Hyperactivity Disorder From Childhood to Adulthood
por:	Clinical Research Program in Pediatric Psychopharmacology, Massachusetts General Hospital and Harvard Medical School, Boston, MA	**DOI:**	10.3810/pgm.2010.09.2206
Fecha:	2010 Sep	**Sitio web:**	PubMed Central (PMC)
Editorial:	Postgraduate medicine		

[s2] - https://pmc.ncbi.nlm.nih.gov/articles/PMC6406620/

Autor:	Consuelo M Kreider, Sharon Medina, Mackenzi R Slamka	**Título:**	Strategies for Coping with Time-Related and Productivity Challenges of Young People with Learning Disabilities and Attention-Deficit/ Hyperactivity Disorder
por:	Department of Occupational Therapy, University of Florida	**DOI:**	10.3390/children6020028
Fecha:	2019 Feb 13	**Sitio web:**	PubMed Central (PMC)
Editorial:	MDPI		

[s3] - https://pmc.ncbi.nlm.nih.gov/articles/PMC8430329/

Autor:	Courtney Mallory, Brandon Keehn	**Título:**	Implications of Sensory Processing and Attentional Differences Associated With Autism in Academic Settings: An Integrative Review
por:	Department of Speech, Language, and Hearing Sciences, Purdue University, West Lafayette, IN, United States Department of Psychological Sciences, Purdue University, West Lafayette, IN, United States	**DOI:**	10.3389/fpsyt.2021.695825
Fecha:	2021 Aug 27	**Sitio web:**	PubMed Central (PMC)
Editorial:	Frontiers in Psychiatry		

[s4] - https://pmc.ncbi.nlm.nih.gov/articles/PMC9443814/

Autor:	Kirsty Lauder, Almuth McDowall, Harriet R Tenenbaum	**Título:**	A systematic review of interventions to support adults with ADHD at work—Implications from the paucity of context-specific research for theory and practice
por:	Centre for Neurodiversity Research at Work, Birkbeck College, London, United Kingdom; School of Psychology, University of Surrey, Surrey, United Kingdom	**DOI:**	10.3389/fpsyg.2022.893469
Fecha:	2022 Aug 22	**Sitio web:**	PMC
Editorial:	Frontiers in Psychology		

[s5] - https://pmc.ncbi.nlm.nih.gov/articles/PMC10621754/

Autor:	Alexander J Simon, Courtney L Gallen, David A Ziegler, Jyoti Mishra, Elysa J Marco, Joaquin A Anguera, Adam Gazzaley	**Título:**	Quantifying attention span across the lifespan
DOI:	10.3389/fcogn.2023.1207428	**Fecha:**	2023 Jun 22
Sitio web:	PubMed Central (PMC)	**Editorial:**	Frontiers in Cognition

[s6] - https://pmc.ncbi.nlm.nih.gov/articles/PMC10453933/

Autor:	Alessandro Frolli, Francesco Cerciello, Clara Esposito, Maria Carla Ricci, Rossana Pia Laccone, Fabio Bisogni	**Título:**	Universal Design for Learning for Children with ADHD
DOI:	10.3390/children10081350	**Fecha:**	2023 Aug 4
Sitio web:	PubMed Central (PMC)	**Editorial:**	MDPI

[s7] - https://pmc.ncbi.nlm.nih.gov/articles/PMC6406620/

Autor:	Consuelo M Kreider, Sharon Medina, Mackenzi R Slamka	**Título:**	Strategies for Coping with Time-Related and Productivity Challenges of Young People with Learning Disabilities and Attention-Deficit/Hyperactivity Disorder
por:	Department of Occupational Therapy, University of Florida	**DOI:**	10.3390/children6020028
Fecha:	2019 Feb 13	**Sitio web:**	PubMed Central (PMC)
Editorial:	Children		

[s8] - https://pmc.ncbi.nlm.nih.gov/articles/PMC6139104/

Autor:	A Ravishankar Rao	**Título:**	An oscillatory neural network model that demonstrates the benefits of multisensory learning
por:	Gildart Haase School of Computer Sciences and Engineering, Fairleigh Dickinson University, Teaneck, NJ USA	**DOI:**	10.1007/s11571-018-9489-x
Fecha:	2018 Jun 7	**Sitio web:**	PubMed Central (PMC)
Editorial:	Cognitive Neurodynamics		

[s9] - https://pmc.ncbi.nlm.nih.gov/articles/PMC10704002/

Autor:	Amanda H Seidl, Michelle Indarjit, Arielle Borovsky	**Título:**	Touch to learn: Multisensory input supports word learning and processing
por:	National Center for Biotechnology Information (NCBI)	**DOI:**	10.1111/desc.13419
Fecha:	2023 Jun 8	**Sitio web:**	PubMed Central (PMC)
Editorial:	Developmental science		

[s10] - https://pmc.ncbi.nlm.nih.gov/articles/PMC10208976/

Autor:	Zeynep Okray, Pedro F Jacob, Ciara Stern, Kieran Desmond, Nils Otto, Clifford B Talbot, Paola Vargas-Gutierrez, Scott Waddell	**Título:**	Multisensory learning binds neurons into a cross-modal memory engram
por:	Centre for Neural Circuits & Behaviour, University of Oxford	**DOI:**	10.1038/s41586-023-06013-8
Fecha:	2023 Apr 26	**Sitio web:**	PubMed Central (PMC)
Editorial:	Nature		

[s11] - https://pmc.ncbi.nlm.nih.gov/articles/PMC6611336/

Autor:	Gualtiero Volpe, Monica Gori	**Título:**	Multisensory Interactive Technologies for Primary Education: From Science to Technology
por:	University of Genoa, Istituto Italiano di Tecnologia	**DOI:**	10.3389/fpsyg.2019.01076
Fecha:	2019 Jun 28	**Sitio web:**	PMC (PubMed Central)
Editorial:	Frontiers in Psychology		

[s12] - https://pmc.ncbi.nlm.nih.gov/articles/PMC4215474/

Autor:	Barry E Stein, Terrence R Stanford, Benjamin A Rowland	**Título:**	Development of multisensory integration from the perspective of the individual neuron
por:	Wake Forest School of Medicine	**DOI:**	10.1038/nrn3742
Fecha:	2014 Aug	**Sitio web:**	PubMed Central (PMC)
Editorial:	Nature Publishing Group		

[s13] - https://pmc.ncbi.nlm.nih.gov/articles/PMC9004595/

Autor:	Sharon Vaughn, Jack Fletcher	**Título:**	Explicit Instruction as the Essential Tool for Executing the Science of Reading
Fecha:	2021 May-Jun	**Sitio web:**	PubMed Central (PMC)
Editorial:	The Reading League journal		

[s14] - https://pmc.ncbi.nlm.nih.gov/articles/PMC7819162/

Autor:	Kimberly D Manning, Jennifer O Spicer, Lucas Golub, Mikhail Akbashev, Robin Klein	**Título:**	The micro revolution: effect of Bite-Sized Teaching (BST) on learner engagement and learning in postgraduate medical education
por:	Emory University School of Medicine	**DOI:**	10.1186/s12909-021-02496-z
Fecha:	2021 Jan 21	**Sitio web:**	PubMed Central (PMC)
Editorial:	BMC Medical Education		

[s15] - https://pmc.ncbi.nlm.nih.gov/articles/PMC7369498/

Autor:	Jaime Jordan, Jason Wagner, David E Manthey, Meg Wolff, Sally Santen, Stephen J Cico	**Título:**	Optimizing Lectures From a Cognitive Load Perspective
DOI:	10.1002/aet2.10389	**Fecha:**	2019 Oct 6
Sitio web:	PubMed Central (PMC)	**Editorial:**	AEM Education and Training

[s16] - https://pmc.ncbi.nlm.nih.gov/articles/PMC9627530/

Autor:	Sherrilyn Coffman, Morgan Iommi, Kelly Morrow	**Título:**	Scaffolding as active learning in nursing education
por:	School of Nursing, Nevada State College, Henderson, NV, USA	**DOI:**	10.1016/j.teln.2022.09.012
Fecha:	2022 Nov 2	**Sitio web:**	PubMed Central (PMC)
Editorial:	Teaching and Learning in Nursing		

[s17] - https://pmc.ncbi.nlm.nih.gov/articles/PMC7084371/

Autor:	Magdalena Mo Ching Mok, Ming-Kai Chin, Agata Korcz, Biljana Popeska, Christopher R Edginton, Fatma Sacli Uzunoz, Hrvoje Podnar, Dané Coetzee, Luminita Georgescu, Arunas Emeljanovas, Milan Pasic, Govindasamy Balasekaran, Elizabeth Anderson, J Larry Durstine	**Título:**	Brain Breaks® Physical Activity Solutions in the Classroom and on Attitudes toward Physical Activity: A Randomized Controlled Trial among Primary Students from Eight Countries
DOI:	10.3390/ijerph17051666	**Fecha:**	2020 Mar 4
Sitio web:	PubMed Central (PMC)	**Editorial:**	International Journal of Environmental Research and Public Health

[s18] - https://pmc.ncbi.nlm.nih.gov/articles/PMC8369035/

Autor:	Jeffrey D Graham, Emily Bremer, Barbara Fenesi, John Cairney	**Título:**	Examining the Acute Effects of Classroom-Based Physical Activity Breaks on Executive Functioning in 11- to 14-Year-Old Children: Single and Additive Moderation Effects of Physical Fitness
DOI:	10.3389/fped.2021.688251	**Fecha:**	2021 Aug 3
Sitio web:	PubMed Central (PMC)	**Editorial:**	Frontiers in Pediatrics

[s19] - https://pubmed.ncbi.nlm.nih.gov/32143392/

Autor:	Mok MMC; Chin MK; Korcz A; Popeska B; Edginton CR; Uzunoz FS; Podnar H; Coetzee D; Georgescu L; Emeljanovas A; Pasic M; Balasekaran G; Anderson E; Durstine JL.	**Título:**	Brain Breaks® Physical Activity Solutions in the Classroom and on Attitudes toward Physical Activity: A Randomized Controlled Trial among Primary Students from Eight Countries
por:	PubMed	**DOI:**	10.3390/ijerph17051666
Fecha:	03/04/2020	**Sitio web:**	PubMed
Editorial:	Int J Environ Res Public Health		

[s20] - https://pmc.ncbi.nlm.nih.gov/articles/PMC7863422/

Autor:	Marios Adamou, Philip Asherson, Muhammad Arif, Louise Buckenham, Sally Cubbin, Karina Dancza, Kirstie Gorman, Gísli Gudjonsson, Sharon Gutman, James Kustow, Kerry Mabbott, Teresa May-Benson, Ulrich Muller-Sedgwick, Emma Pell, Mark Pitts, Suzanne Rastrick, Jane Sedgwick, Kath Smith, Clare Taylor, Lucy Thompson, Kobus van Rensburg, Susan Young	**Título:**	Recommendations for occupational therapy interventions for adults with ADHD: a consensus statement from the UK adult ADHD network
DOI:	10.1186/s12888-021-03070-z	**Fecha:**	2021 Feb 4
Sitio web:	PubMed Central (PMC)	**Editorial:**	BMC Psychiatry

[s21] - https://pmc.ncbi.nlm.nih.gov/articles/PMC6406620/

Autor:	Consuelo M Kreider, Sharon Medina, Mackenzi R Slamka	**Título:**	Strategies for Coping with Time-Related and Productivity Challenges of Young People with Learning Disabilities and Attention-Deficit/Hyperactivity Disorder
por:	University of Florida	**DOI:**	10.3390/children6020028
Fecha:	2019 Feb 13	**Sitio web:**	PubMed Central (PMC)
Editorial:	MDPI		

[s22] - https://pmc.ncbi.nlm.nih.gov/articles/PMC3724232/

Autor:	Timothy E Wilens, Thomas J Spencer	**Título:**	Understanding Attention-Deficit/Hyperactivity Disorder From Childhood to Adulthood
por:	Clinical Research Program in Pediatric Psychopharmacology, Massachusetts General Hospital and Harvard Medical School, Boston, MA	**DOI:**	10.3810/pgm.2010.09.2206
Fecha:	2010 Sep	**Sitio web:**	PubMed Central (PMC)
Editorial:	Postgraduate medicine		

[s23] - https://pmc.ncbi.nlm.nih.gov/articles/PMC10453933/

Autor:	Alessandro Frolli, Francesco Cerciello, Clara Esposito, Maria Carla Ricci, Rossana Pia Laccone, Fabio Bisogni	**Título:**	Universal Design for Learning for Children with ADHD
DOI:	10.3390/children10081350	**Fecha:**	2023 Aug 4
Sitio web:	PubMed Central (PMC)	**Editorial:**	Children

[s24] - https://pmc.ncbi.nlm.nih.gov/articles/PMC6406620/

Autor:	Consuelo M Kreider, Sharon Medina, Mackenzi R Slamka	**Título:**	Strategies for Coping with Time-Related and Productivity Challenges of Young People with Learning Disabilities and Attention-Deficit/ Hyperactivity Disorder
por:	Department of Occupational Therapy, University of Florida, Gainesville, FL 32603, USA	**DOI:**	10.3390/children6020028
Fecha:	2019 Feb 13	**Sitio web:**	PubMed Central (PMC)

[s25] - https://pmc.ncbi.nlm.nih.gov/articles/PMC4167775/

Autor:	Steven W Evans, Joshua M Langberg, Theresa Egan, Stephen J Molitor	**Título:**	Middle and High School Based Interventions for Adolescents with ADHD
DOI:	10.1016/j.chc.2014.05.004	**Fecha:**	2014 Aug 1
Sitio web:	PubMed Central (PMC)	**Editorial:**	Child and adolescent psychiatric clinics of North America

[s26] - https://pmc.ncbi.nlm.nih.gov/articles/PMC3619433/

Autor:	Joshua M Langberg, Jeffery N Epstein, Erin L Girio, Stephen P Becker, Aaron J Vaughn, Mekibib Altaye	**Título:**	Materials Organization, Planning, and Homework Completion in Middle School Students with ADHD: Impact on Academic Performance
por:	University of Cincinnati College of Medicine, Cincinnati Children's Hospital Medical Center, Miami University of Ohio	**DOI:**	10.1007/s12310-011-9052-y
Fecha:	2011 Mar 23	**Sitio web:**	PubMed Central (PMC)
Editorial:	School mental health		

[s27] - https://pmc.ncbi.nlm.nih.gov/articles/PMC7940870/

Autor:	Juan C Castro-Alonso, Bjorn B de Koning, Logan Fiorella, Fred Paas	**Título:**	Five Strategies for Optimizing Instructional Materials: Instructor- and Learner-Managed Cognitive Load
DOI:	10.1007/s10648-021-09606-9	**Fecha:**	2021 Mar 9
Sitio web:	PubMed Central (PMC)	**Editorial:**	Educational Psychology Review

[s28] - https://pmc.ncbi.nlm.nih.gov/articles/PMC3724232/

Autor:	Timothy E Wilens, Thomas J Spencer	**Título:**	Understanding Attention-Deficit/ Hyperactivity Disorder From Childhood to Adulthood
por:	Clinical Research Program in Pediatric Psychopharmacology, Massachusetts General Hospital and Harvard Medical School, Boston, MA	**DOI:**	10.3810/pgm.2010.09.2206
Fecha:	2010 Sep	**Sitio web:**	PubMed Central (PMC)
Editorial:	Postgraduate medicine		

[s29] - https://pmc.ncbi.nlm.nih.gov/articles/PMC8802898/

Autor:	Anouck I Staff, Barbara J van den Hoofdakker, Saskia van der Oord, Rianne Hornstra, Pieter J Hoekstra, Jos W R Twisk, Jaap Oosterlaan, Marjolein Luman	**Título:**	Effectiveness of Specific Techniques in Behavioral Teacher Training for Childhood ADHD: A Randomized Controlled Microtrial
DOI:	10.1080/15374416.2020.1846542	**Fecha:**	2021 Jan 20
Sitio web:	PubMed Central (PMC)	**Editorial:**	Journal of Clinical Child and Adolescent Psychology

[s30] - https://pmc.ncbi.nlm.nih.gov/articles/PMC3233687/

Autor:	Ricardo B Eiraldi, Jennifer A Mautone, Thomas J Power	**Título:**	Strategies for Implementing Evidence-Based Psychosocial Interventions for Children with Attention-Deficit/Hyperactivity Disorder
por:	University of Pennsylvania, Perelman School of Medicine; The Children's Hospital of Philadelphia	**DOI:**	10.1016/j.chc.2011.08.012
Fecha:	2012 Jan	**Sitio web:**	PubMed Central (PMC)
Editorial:	Child and adolescent psychiatric clinics of North America		

[s31] - https://pmc.ncbi.nlm.nih.gov/articles/PMC2998237/

Autor:	Katy E Tresco, Elizabeth K Lefler, Thomas J Power	**Título:**	Psychosocial Interventions to Improve the School Performance of Students with Attention-Deficit/Hyperactivity Disorder
por:	The Children's Hospital of Philadelphia	**Fecha:**	2010 Aug
Sitio web:	PubMed Central (PMC)	**Editorial:**	Mind & brain : the journal of psychiatry

[s32] - https://pmc.ncbi.nlm.nih.gov/articles/PMC5459260/

Autor:	Melinda T Owens, Kimberly D Tanner	**Título:**	Teaching as Brain Changing: Exploring Connections between Neuroscience and Innovative Teaching
por:	Science Education Partnership and Assessment Laboratory, San Francisco State University	**DOI:**	10.1187/cbe.17-01-0005
Fecha:	2017 Summer	**Sitio web:**	PubMed Central (PMC)
Editorial:	CBE Life Sciences Education		

[s33] - https://pmc.ncbi.nlm.nih.gov/articles/PMC3724232/

Autor:	Timothy E Wilens, Thomas J Spencer	**Título:**	Understanding Attention-Deficit/Hyperactivity Disorder From Childhood to Adulthood
por:	Clinical Research Program in Pediatric Psychopharmacology, Massachusetts General Hospital and Harvard Medical School, Boston, MA	**DOI:**	10.3810/pgm.2010.09.2206
Fecha:	2010 Sep	**Sitio web:**	PubMed Central (PMC)
Editorial:	Postgraduate medicine		

[s34] - https://pmc.ncbi.nlm.nih.gov/articles/PMC4261048/

Autor:	Desiree W Murray, Brooke SG Molina, Kelly Glew, Patricia Houck, Andrew Greiner, Dalea Fong, James Swanson, L Eugene Arnold, Marc Lerner, Lily Hechtman, Howard B Abikoff, Peter S Jensen	**Título:**	Prevalence and Characteristics of School Services for High School Students with Attention-Deficit/ Hyperactivity Disorder
DOI:	10.1007/s12310-014-9128-6	**Fecha:**	2014 Jun 14
Sitio web:	PubMed Central (PMC)	**Editorial:**	Springer Nature

[s35] - https://pmc.ncbi.nlm.nih.gov/articles/PMC10378357/

Autor:	Nathalie Bonneton-Botté, Ludovic Miramand, Rodolphe Bailly, Christelle Pons	**Título:**	Teaching and Rehabilitation of Handwriting for Children in the Digital Age: Issues and Challenges
DOI:	10.3390/children10071096	**Fecha:**	2023 Jun 22
Sitio web:	PubMed Central (PMC)	**Editorial:**	Children

[s36] - https://pmc.ncbi.nlm.nih.gov/articles/PMC6524999/

Autor:	Hasan Yusefzadeh, Jamileh Amirzadeh Iranagh, Bahram Nabilou	**Título:**	The effect of study preparation on test anxiety and performance: a quasi-experimental study
por:	Urmia University of Medical Science	**DOI:**	10.2147/AMEP.S192053
Fecha:	2019 May 3	**Sitio web:**	PMC (PubMed Central)
Editorial:	Advances in Medical Education and Practice		

[s37] - https://pmc.ncbi.nlm.nih.gov/articles/PMC8108503/

Autor:	Elise M Walck-Shannon, Shaina F Rowell, Regina F Frey	**Título:**	To What Extent Do Study Habits Relate to Performance?
DOI:	10.1187/cbe.20-05-0091	**Fecha:**	2021 Spring
Sitio web:	PubMed Central (PMC)	**Editorial:**	CBE Life Sciences Education

[s38] - https://pmc.ncbi.nlm.nih.gov/articles/PMC8734377/

Autor:	Julie Dangremond Stanton, Amanda J Sebesta, John Dunlosky	**Título:**	Fostering Metacognition to Support Student Learning and Performance
DOI:	10.1187/cbe.20-12-0289	**Fecha:**	2021 Summer
Sitio web:	PubMed Central (PMC)	**Editorial:**	CBE Life Sciences Education

[s39] - https://pmc.ncbi.nlm.nih.gov/articles/PMC6695056/

Autor:	Kazeem B Yusuff	**Título:**	Does personalized goal setting and study planning improve academic performance and perception of learning experience in a developing setting?
por:	Department of Pharmacy Practice, College of Clinical Pharmacy, King Faisal University	**DOI:**	10.1016/j.jtumed.2018.02.001
Fecha:	2018 Mar 6	**Sitio web:**	PubMed Central (PMC)
Editorial:	Journal of Taibah University Medical Sciences		

[s40] - https://pmc.ncbi.nlm.nih.gov/articles/PMC10819297/

Autor:	Alexandra Martín-Rodríguez, Laura Augusta Gostian-Ropotin, Ana Isabel Beltrán-Velasco, Noelia Belando-Pedreño, Juan Antonio Simón, Clara López-Mora, Eduardo Navarro-Jimé nez, José Francisco Tornero-Aguilera, Vicente Javier Clemente-Suárez	**Título:**	Sporting Mind: The Interplay of Physical Activity and Psychological Health
DOI:	10.3390/sports12010037	**Fecha:**	2024 Jan 22
Sitio web:	PubMed Central (PMC)		

[s41] - https://pmc.ncbi.nlm.nih.gov/articles/PMC5673147/

Autor:	Alexander Fowler, Katharine Whitehurst, Yasser Al Omran, Shivanchan Rajmohan, Yagazie Udeaja, Kiron Koshy, Buket Gundogan	**Título:**	How to study effectively
DOI:	10.1097/IJ9.0000000000000031	**Fecha:**	2017 Jun 15
Sitio web:	PubMed Central (PMC)	**Editorial:**	International Journal of Surgery. Oncology

[s42] - https://pmc.ncbi.nlm.nih.gov/articles/PMC5083879/

Autor:	Keren Stern-Ellran, Sigal Zilcha-Mano, Rachel Sebba, Nava Levit Binnun	**Título:**	Disruptive Effects of Colorful vs. Non-colorful Play Area on Structured Play—A Pilot Study with Preschoolers
DOI:	10.3389/fpsyg.2016.01661	**Fecha:**	2016 Oct 28
Sitio web:	PubMed Central (PMC)	**Editorial:**	Frontiers in Psychology

[s43] - https://pmc.ncbi.nlm.nih.gov/articles/PMC2956000/

Autor:	Jeungok Choi, Suzanne Bakken	**Título:**	Web-based Education for Low-literate Parents in Neonatal Intensive Care Unit: Development of a Website and Heuristic Evaluation and Usability Testing
DOI:	10.1016/j.ijmedinf.2010.05.001	**Fecha:**	2010 Aug
Sitio web:	PubMed Central (PMC)	**Editorial:**	International Journal of Medical Informatics

[s44] - https://pmc.ncbi.nlm.nih.gov/articles/PMC8005866/

Autor:	Lisiane Closs, Marian Mahat, Wesley Imms	**Título:**	Learning environments' influence on students' learning experience in an Australian Faculty of Business and Economics
DOI:	10.1007/s10984-021-09361-2	**Fecha:**	2021 Mar 29
Sitio web:	PubMed Central (PMC)	**Editorial:**	Springer

[s45] - https://pmc.ncbi.nlm.nih.gov/articles/PMC10453933/

Autor:	Alessandro Frolli, Francesco Cerciello, Clara Esposito, Maria Carla Ricci, Rossana Pia Laccone, Fabio Bisogni	**Título:**	Universal Design for Learning for Children with ADHD
por:	Disability Research Centre of Rome University of International Studies, FINDS—Italian Neuroscience and Developmental Disorders Foundation	**DOI:**	10.3390/children10081350
Fecha:	2023 Aug 4	**Sitio web:**	PubMed Central (PMC)
Editorial:	Children		

[s46] - https://pmc.ncbi.nlm.nih.gov/articles/PMC6587181/

Autor:	Jodi A Mindell, Ariel A Williamson	**Título:**	Benefits of a bedtime routine in young children: Sleep, development, and beyond
DOI:	10.1016/j.smrv.2017.10.007	**Fecha:**	2017 Nov 6
Sitio web:	PubMed Central (PMC)		

[s47] - https://pmc.ncbi.nlm.nih.gov/articles/PMC6378489/

Autor:	Katherine R Arlinghaus, Craig A Johnston	**Título:**	The Importance of Creating Habits and Routine
por:	University of Houston	**DOI:**	10.1177/1559827618818044
Fecha:	2018 Dec 29	**Sitio web:**	PubMed Central (PMC)
Editorial:	American Journal of Lifestyle Medicine		

[s48] - https://pmc.ncbi.nlm.nih.gov/articles/PMC9926005/

Autor:	Robert H Kitzinger, Jr, Jennifer A Gardner, Mariann Moran, Carly Celkos, Nicole Fasano, Eric Linares, Joyce Muthee, Gabby Royzner	**Título:**	Habits and Routines of Adults in Early Recovery From Substance Use Disorder: Clinical and Research Implications From a Mixed Methodology Exploratory Study
por:	Kean University	**DOI:**	10.1177/11782218231153843
Fecha:	2023 Feb 11	**Sitio web:**	PMC (PubMed Central)
Editorial:	SAGE Publications		

[s49] - https://pmc.ncbi.nlm.nih.gov/articles/PMC5452956/

Autor:	Nicholas M Hobson, Devin Bonk, Michael Inzlicht	**Título:**	Rituals decrease the neural response to performance failure
por:	University of Toronto, Rotman School of Management	**DOI:**	10.7717/peerj.3363
Fecha:	2017 May 30	**Sitio web:**	PubMed Central (PMC)
Editorial:	PeerJ		

[s50] - https://pmc.ncbi.nlm.nih.gov/articles/PMC10248932/

Autor:	Han-Yu Dong, Fei-Yong Jia, Ling Shan, Chun-Yue Miao, Yu Zhang, Lin Du	**Título:**	The challenges of screen time in children with typical development and children with developmental disorders during COVID-19 pandemic
por:	Department of Developmental and Behavioral Pediatrics, The First Hospital of Jilin University, Changchun, China	**DOI:**	10.21037/tp-23-162
Fecha:	2023 May 23	**Sitio web:**	PubMed Central (PMC)
Editorial:	Translational Pediatrics		

[s51] - https://pmc.ncbi.nlm.nih.gov/articles/PMC9431368/

Autor:	Bahia Guellai, Eszter Somogyi, Rana Esseily, Adrien Chopin	**Título:**	Effects of screen exposure on young children's cognitive development: A review
DOI:	10.3389/fpsyg.2022.923370	**Fecha:**	2022 Aug 17
Sitio web:	PubMed Central (PMC)	**Editorial:**	Frontiers in Psychology

[s52] - https://pmc.ncbi.nlm.nih.gov/articles/PMC10981057/

Autor:	Teresa Dionísio Mestre, Manuel José Lopes, David Matias Mestre, Rogério Ferrinho Ferreira, Ana Pedro Costa, Ermelinda Valente Caldeira	**Título:**	Impact of family-centered care in families with children with intellectual disability: A systematic review
por:	PubMed Central (PMC)	**DOI:**	10.1016/j.heliyon.2024.e28241
Fecha:	2024 Mar 15	**Sitio web:**	PubMed Central (PMC)
Editorial:	Heliyon		

[s53] - https://pmc.ncbi.nlm.nih.gov/articles/PMC2938751/

Autor:	Geetha Gopalan, Leah Goldstein, Kathryn Klingenstein, Carolyn Sicher, Clair Blake, Mary M McKay	**Título:**	Engaging Families into Child Mental Health Treatment: Updates and Special Considerations
por:	Mount Sinai School of Medicine; Fordham University	**Fecha:**	2010 Aug
Sitio web:	PubMed Central (PMC)	**Editorial:**	Journal of the Canadian Academy of Child and Adolescent Psychiatry

[s54] - https://pmc.ncbi.nlm.nih.gov/articles/PMC8582909/

Autor:	José Juan Carrión-Martínez, Cristina Pinel-Martínez, María Dolores Pérez-Esteban, Isabel María Román-Sánchez	**Título:**	Family and School Relationship during COVID-19 Pandemic: A Systematic Review
por:	Universidad de Almería; National Library of Medicine	**DOI:**	10.3390/ijerph182111710
Fecha:	2021 Nov 8	**Sitio web:**	PubMed Central (PMC)
Editorial:	International Journal of Environmental Research and Public Health		

[s55] - https://pmc.ncbi.nlm.nih.gov/articles/PMC9963369/

Autor:	Yael Barak-Levy; Bilha Paryente	**Título:**	Diving into the Resolution Process: Parent's Reactions to Child's Diagnosis
por:	Achva Academic College	**DOI:**	10.3390/ijerph20043295
Fecha:	2023 Feb 13	**Sitio web:**	PubMed Central (PMC)
Editorial:	International Journal of Environmental Research and Public Health		

[s56] - https://pmc.ncbi.nlm.nih.gov/articles/PMC9066661/

Autor:	Sarah Morsink, Saskia Van der Oord, Inge Antrop, Marina Danckaerts, Anouk Scheres	**Título:**	Studying Motivation in ADHD: The Role of Internal Motives and the Relevance of Self Determination Theory
DOI:	10.1177/10870547211050948	**Fecha:**	2021 Nov 19
Sitio web:	PubMed Central (PMC)	**Editorial:**	Journal of Attention Disorders

[s57] - https://pmc.ncbi.nlm.nih.gov/articles/PMC4167345/

Autor:	Linda J Pfiffner, Lauren M Haack	**Título:**	Behavior Management for School Aged Children with ADHD
por:	University of California, San Francisco	**DOI:**	10.1016/j.chc.2014.05.014
Fecha:	2014 Aug 10	**Sitio web:**	PubMed Central (PMC)
Editorial:	Child and adolescent psychiatric clinics of North America		

[s58] - https://pmc.ncbi.nlm.nih.gov/articles/PMC7585566/

Autor:	Saskia van der Oord, Gail Tripp	**Título:**	How to Improve Behavioral Parent and Teacher Training for Children with ADHD: Integrating Empirical Research on Learning and Motivation into Treatment
DOI:	10.1007/s10567-020-00327-z	**Fecha:**	2020 Sep 24
Sitio web:	PubMed Central (PMC)	**Editorial:**	Clinical Child and Family Psychology Review

[s59] - https://pmc.ncbi.nlm.nih.gov/articles/PMC8944944/

Autor:	Jaida S Condo, Elizabeth SM Chan, Michael J Kofler	**Título:**	Examining the Effects of ADHD Symptoms and Parental Involvement on Children's Academic Achievement
por:	Florida State University, Department of Psychology	**DOI:**	10.1016/j.ridd.2021.104156
Fecha:	2022 Jan 7	**Sitio web:**	PubMed Central (PMC)

[s60] - https://pmc.ncbi.nlm.nih.gov/articles/PMC8967044/

Autor:	Joyce Hayek, Francine Schneider, Nathalie Lahoud, Maya Tueni, Hein de Vries	**Título:**	Authoritative parenting stimulates academic achievement, also partly via self-efficacy and intention towards getting good grades
por:	Maastricht University; Lebanese University; National Institute of Public Health, Clinical Epidemiology & Toxicology (INSPECT-LB); National Library of Medicine (NLM)	**DOI:**	10.1371/journal.pone.0265595
Fecha:	2022 Mar 30	**Sitio web:**	PubMed Central (PMC)
Editorial:	PLoS ONE		

[s61] - https://pmc.ncbi.nlm.nih.gov/articles/PMC5839644/

Autor:	Judith M Harackiewicz, Jessi L Smith, Stacy J Priniski	**Título:**	Interest Matters: The Importance of Promoting Interest in Education
DOI:	10.1177/2372732216655542	**Fecha:**	2016 Jun 30
Sitio web:	PubMed Central (PMC)	**Editorial:**	Policy insights from the behavioral and brain sciences

[s62] - https://pmc.ncbi.nlm.nih.gov/articles/PMC10453933/

Autor:	Alessandro Frolli, Francesco Cerciello, Clara Esposito, Maria Carla Ricci, Rossana Pia Laccone, Fabio Bisogni	**Título:**	Universal Design for Learning for Children with ADHD
por:	Disability Research Centre of Rome University of International Studies; FINDS—Italian Neuroscience and Developmental Disorders Foundation	**DOI:**	10.3390/children10081350
Fecha:	2023 Aug 4	**Sitio web:**	PMC (PubMed Central)
Editorial:	MDPI		

[s63] - https://pmc.ncbi.nlm.nih.gov/articles/PMC8116690/

Autor:	Silvia Molina Roldán, Jesús Marauri, Adriana Aubert, Ramon Flecha	**Título:**	How Inclusive Interactive Learning Environments Benefit Students Without Special Needs
DOI:	10.3389/fpsyg.2021.661427	**Fecha:**	2021 Apr 29
Sitio web:	PubMed Central (PMC)	**Editorial:**	Frontiers in Psychology

[s64] - https://pmc.ncbi.nlm.nih.gov/articles/PMC8859654/

Autor:	Colin Henning, Laura J Summerfeldt, James D A Parker	**Título:**	ADHD and Academic Success in University Students: The Important Role of Impaired Attention
por:	Trent University, Peterborough, ON, Canada	**DOI:**	10.1177/10870547211036758
Fecha:	2021 Aug 12	**Sitio web:**	PubMed Central (PMC)
Editorial:	Journal of Attention Disorders		

[s65] - https://pmc.ncbi.nlm.nih.gov/articles/PMC9437389/

Autor:	Allyson G Harrison, Irene Armstrong	**Título:**	Accommodation Decision-Making for Postsecondary Students with ADHD: Treating the Able as Disabled
por:	Queen's University	**DOI:**	10.1007/s12207-022-09461-1
Fecha:	2022 Sep 2	**Sitio web:**	PubMed Central (PMC)
Editorial:	Springer Science and Business Media LLC		

[s66] - https://pmc.ncbi.nlm.nih.gov/articles/PMC10217808/

Autor:	Christian J Wiedermann, Verena Barbieri, Barbara Plagg, Pasqualina Marino, Giuliano Piccoliori, Adolf Engl	**Título:**	Fortifying the Foundations: A Comprehensive Approach to Enhancing Mental Health Support in Educational Policies Amidst Crises
por:	Claudiana—College of Health Professions; University of Health Sciences, Medical Informatics and Technology; Free University of Bolzano	**DOI:**	10.3390/healthcare11101423
Fecha:	2023 May 14	**Sitio web:**	PubMed Central (PMC)
Editorial:	MDPI		

[s67] - https://pmc.ncbi.nlm.nih.gov/articles/PMC7285557/

Autor:	Nicole R Morgan, Keith R Aronson, Daniel F Perkins, Julia A Bleser, Katie Davenport, Dawne Vogt, Laurel A Copeland, Erin P Finley, Cynthia L Gilman	**Título:**	Reducing barriers to post-9/11 veterans' use of programs and services as they transition to civilian life
DOI:	10.1186/s12913-020-05320-4	**Fecha:**	2020 Jun 10
Sitio web:	PubMed Central (PMC)	**Editorial:**	BMC Health Services Research

[s68] - https://pmc.ncbi.nlm.nih.gov/articles/PMC2828296/

Autor:	Joseph T DiPiro	**Título:**	Why Do We Still Lecture?
por:	American Journal of Pharmaceutical Education	**DOI:**	10.5688/aj7308137
Fecha:	2009 Dec 17	**Sitio web:**	PubMed Central (PMC)
Editorial:	American Journal of Pharmaceutical Education		

[s69] - https://pmc.ncbi.nlm.nih.gov/articles/PMC6524999/

Autor:	Hasan Yusefzadeh, Jamileh Amirzadeh Iranagh, Bahram Nabilou	**Título:**	The effect of study preparation on test anxiety and performance: a quasi-experimental study
por:	Urmia University of Medical Science	**DOI:**	10.2147/AMEP.S192053
Fecha:	2019 May 3	**Sitio web:**	PubMed Central (PMC)
Editorial:	Advances in Medical Education and Practice		

[s70] - https://pmc.ncbi.nlm.nih.gov/articles/PMC5459248/

Autor:	Amanda J Sebesta, Elena Bray Speth	**Título:**	How Should I Study for the Exam? Self-Regulated Learning Strategies and Achievement in Introductory Biology
por:	Saint Louis University	**DOI:**	10.1187/cbe.16-09-0269
Fecha:	2017 Summer	**Sitio web:**	PubMed Central (PMC)
Editorial:	CBE Life Sciences Education		

[s71] - https://pmc.ncbi.nlm.nih.gov/articles/PMC3046890/

Autor:	Stephen M Rybczynski, Elisabeth E Schussler	**Título:**	Student Use of Out-of-Class Study Groups in an Introductory Undergraduate Biology Course
DOI:	10.1187/cbe-10-04-0060	**Fecha:**	2011 Mar 1
Sitio web:	PubMed Central (PMC)	**Editorial:**	CBE Life Sciences Education

[s72] - https://pmc.ncbi.nlm.nih.gov/articles/PMC4046684/

Autor:	Eva Hammar Chiriac	**Título:**	Group work as an incentive for learning – students' experiences of group work
por:	Linköping University	**DOI:**	10.3389/fpsyg.2014.00558
Fecha:	2014 Jun 5	**Sitio web:**	PMC
Editorial:	Frontiers in Psychology		

[s73] - https://pmc.ncbi.nlm.nih.gov/articles/PMC6406620/

Autor:	Consuelo M Kreider, Sharon Medina, Mackenzi R Slamka	**Título:**	Strategies for Coping with Time-Related and Productivity Challenges of Young People with Learning Disabilities and Attention-Deficit/ Hyperactivity Disorder
por:	University of Florida	**DOI:**	10.3390/children6020028
Fecha:	2019 Feb 13	**Sitio web:**	PubMed Central (PMC)
Editorial:	Children		

[s74] - https://pmc.ncbi.nlm.nih.gov/articles/PMC8797030/

Autor:	George J DuPaul, Matthew J Gormley, Arthur D Anastopoulos, Lisa L Weyandt, Jeffrey Labban, Aliza Jaffe Sass, Chelsea Z Busch, Melanie K Franklin, Kaicee B Postler	**Título:**	Academic Trajectories of College Students with and without ADHD: Predictors of Four-Year Outcomes
por:	Lehigh University, University of Nebraska-Lincoln, University of North Carolina-Greensboro, University of Rhode Island, Nemours Children's Health System	**DOI:**	10.1080/15374416.2020.1867990
Fecha:	2021 Feb 2	**Sitio web:**	PubMed Central (PMC)
Editorial:	Journal of clinical child and adolescent psychology : the official journal for the Society of Clinical Child and Adolescent Psychology, American Psychological Association, Division 53		

[s75] - https://pmc.ncbi.nlm.nih.gov/articles/PMC4103232/

Autor:	Patricia A Grady, Lisa Lucio Gough	**Título:**	Self-Management: A Comprehensive Approach to Management of Chronic Conditions
por:	National Institute of Nursing Research, National Institutes of Health	**DOI:**	10.2105/AJPH.2014.302041
Fecha:	2014 Aug	**Sitio web:**	PubMed Central (PMC)
Editorial:	American Journal of Public Health		

[s76] - https://pmc.ncbi.nlm.nih.gov/articles/PMC6675068/

Autor:	Sarah Dineen-Griffin, Victoria Garcia-Cardenas, Kylie Williams, Shalom I Benrimoj	**Título:**	Helping patients help themselves: A systematic review of self-management support strategies in primary health care practice
por:	University of Technology Sydney, University of Sydney	**DOI:**	10.1371/journal.pone.0220116
Fecha:	2019 Aug 1	**Sitio web:**	PubMed Central (PMC)
Editorial:	PLoS ONE		

[s77] - https://pmc.ncbi.nlm.nih.gov/articles/PMC8489050/

Autor:	Mutsuhiro Nakao, Kentaro Shirotsuki, Nagisa Sugaya	**Título:**	Cognitive–behavioral therapy for management of mental health and stress-related disorders: Recent advances in techniques and technologies
DOI:	10.1186/s13030-021-00219-w	**Fecha:**	2021 Oct 3
Sitio web:	PubMed Central (PMC)	**Editorial:**	BioPsychoSocial Medicine

[s78] - https://www.nih.gov/health-information/emotional-wellness-toolkit

Título:	Emotional Wellness Toolkit	**por:**	National Institutes of Health (NIH)
Fecha:	2017-04-07T09:52:08-04:00	**Sitio web:**	NIH.gov

[s79] - https://pmc.ncbi.nlm.nih.gov/articles/PMC7647439/

Autor:	Zev Schuman-Olivier, Marcelo Trombka, David A Lovas, Judson A Brewer, David R Vago, Richa Gawande, Julie P Dunne, Sara W Lazar, Eric B Loucks, Carl Fulwiler	**Título:**	Mindfulness and Behavior Change
DOI:	10.1097/HRP.0000000000000277	**Fecha:**	2020 Nov 6
Sitio web:	PMC	**Editorial:**	Harvard Review of Psychiatry

[s80] - https://pmc.ncbi.nlm.nih.gov/articles/PMC3641654/

Autor:	Steven A Safren, Susan Sprich, Matthew J Mimiaga, Craig Surman, Laura Knouse, Meghan Groves, Michael W Otto	**Título:**	Cognitive Behavioral Therapy vs Relaxation With Educational Support for Medication-Treated Adults With ADHD and Persistent Symptoms: A Randomized Controlled Trial
por:	Department of Psychiatry, Massachusetts General Hospital, Boston; Department of Psychiatry, Harvard Medical School, Boston; Department of Psychology, Boston University, Boston	**DOI:**	10.1001/jama.2010.1192
Fecha:	2010 Aug 25	**Sitio web:**	PubMed Central (PMC)
Editorial:	JAMA : the journal of the American Medical Association		

[s81] - https://pubmed.ncbi.nlm.nih.gov/1770187/

Autor:	Bloomquist ML, August GJ, Ostrander R	**Título:**	Effects of a school-based cognitive-behavioral intervention for ADHD children
DOI:	10.1007/BF00925822	**Fecha:**	1991 Oct
Sitio web:	PubMed	**Editorial:**	J Abnorm Child Psychol

[s82] - https://www.nimh.nih.gov/health/topics/attention-deficit-hyperactivity-disorder-adhd

Título:	Attention-Deficit/Hyperactivity Disorder (ADHD)	**por:**	National Institute of Mental Health (NIMH)
Sitio web:	National Institute of Mental Health (NIMH)		

[s83] - https://pmc.ncbi.nlm.nih.gov/articles/PMC10091126/

Autor:	Michael O Ogundele, Hani F Ayyash	**Título:**	ADHD in children and adolescents: Review of current practice of non-pharmacological and behavioural management
por:	Bridgewater Community Healthcare NHS Foundation Trust, Mid and South Essex University Hospitals Group	**DOI:**	10.3934/publichealth.2023004
Fecha:	2023 Feb 7	**Sitio web:**	PubMed Central (PMC)
Editorial:	AIMS Public Health		

[s84] - https://pmc.ncbi.nlm.nih.gov/articles/PMC9845961/

Autor:	Blessing T Ojinna, Anusha Parisapogu, Mingma L Sherpa, Silpa Choday, Niriksha Ravi, Sheiniz Giva, Vivig Shantha Kumar, Nilasma Shrestha, Hadrian Hoang-Vu Tran, Sai Sri Penumetcha	**Título:**	Efficacy of Cognitive Behavioral Therapy and Methylphenidate in the Treatment of Attention Deficit Hyperactivity Disorder in Children and Adolescents: A Systematic Review
por:	California Institute of Behavioral Neurosciences & Psychology, Fairfield, USA	**DOI:**	10.7759/cureus.32647
Fecha:	2022 Dec 17	**Sitio web:**	PubMed Central (PMC)
Editorial:	Cureus		

[s85] - https://pmc.ncbi.nlm.nih.gov/articles/PMC4167345/

Autor:	Linda J Pfiffner, Lauren M Haack	**Título:**	Behavior Management for School Aged Children with ADHD
por:	University of California, San Francisco	**DOI:**	10.1016/j.chc.2014.05.014
Fecha:	2014 Aug 10	**Sitio web:**	PubMed Central (PMC)
Editorial:	Child and adolescent psychiatric clinics of North America		

[s86] - https://pubmed.ncbi.nlm.nih.gov/20736471/

Autor:	Safren SA, Sprich S, Mimiaga MJ, Surman C, Knouse L, Groves M, Otto MW	**Título:**	Cognitive behavioral therapy vs relaxation with educational support for medication-treated adults with ADHD and persistent symptoms: a randomized controlled trial
DOI:	10.1001/jama.2010.1192	**Fecha:**	08/25/2010
Sitio web:	PubMed	**Editorial:**	JAMA

[s87] - https://pmc.ncbi.nlm.nih.gov/articles/PMC4403871/

Autor:	John T Mitchell, Lidia Zylowska, Scott H Kollins	**Título:**	Mindfulness Meditation Training for Attention-Deficit/Hyperactivity Disorder in Adulthood: Current Empirical Support, Treatment Overview, and Future Directions
por:	Duke University Medical Center, Department of Psychiatry and Behavioral Sciences; University of California Santa Cruz; University of California Los Angeles	**DOI:**	10.1016/j.cbpra.2014.10.002
Fecha:	2015 May	**Sitio web:**	PubMed Central (PMC)
Editorial:	Cognitive and behavioral practice		

[s88] - https://pmc.ncbi.nlm.nih.gov/articles/PMC7368929/

Autor:	Mi Ji Kim, Hae Yean Park, Eun-Young Yoo, Jung-Ran Kim	**Título:**	Effects of a Cognitive-Functional Intervention Method on Improving Executive Function and Self-Directed Learning in School-Aged Children with Attention Deficit Hyperactivity Disorder: A Single-Subject Design Study
por:	BODA Visual Perception & Cognition Educational Institution, Republic of Korea; Department of Occupational Therapy, Yonsei University, Republic of Korea; College of Human Service, Department of Dementia Prevention and Rehabilitation, Catholic Kwandong University, Republic of Korea	**DOI:**	10.1155/2020/1250801
Fecha:	2020 Jul 10	**Sitio web:**	PubMed Central (PMC)
Editorial:	Occupational Therapy International		

[s89] - https://pubmed.ncbi.nlm.nih.gov/21770958/

Autor:	Wilkes S;Cordier R;Bundy A;Docking K;Munro N.	**Título:**	A play-based intervention for children with ADHD: a pilot study
DOI:	10.1111/j.1440-1630.2011.00928.x	**Fecha:**	2011 Aug
Sitio web:	PubMed	**Editorial:**	Aust Occup Ther J

[s90] - https://pmc.ncbi.nlm.nih.gov/articles/PMC8567617/

Autor:	Miriam Lelong, Annina Zysset, Mirjam Nievergelt, Reto Luder, Ulrich Götz, Christina Schulze, Frank Wieber	**Título:**	How effective is fine motor training in children with ADHD? A scoping review
por:	University of Konstanz; School of Health Professions, Institute of Health Science, Zurich University of Applied Sciences ZHAW; Zurich University of Teacher Education, Centre for Inclusion and Health in Schools; Zurich University of the Arts, Institute for Design Research; School of Health Professions, Institute of Occupational Therapy, Zurich University of Applied Sciences ZHAW	**DOI:**	10.1186/s12887-021-02916-5
Fecha:	2021 Nov 4	**Sitio web:**	PubMed Central (PMC)
Editorial:	BMC Pediatrics		

[s91] - https://pubmed.ncbi.nlm.nih.gov/24797189/

Autor:	Maeir A;Fisher O;Bar-Ilan RT;Boas N;Berger I;Landau YE	**Título:**	Effectiveness of Cognitive-Functional (Cog-Fun) occupational therapy intervention for young children with attention deficit hyperactivity disorder: a controlled study
por:	PubMed	**DOI:**	10.5014/ajot.2014.011700
Fecha:	2014 May-Jun	**Sitio web:**	PubMed
Editorial:	Am J Occup Ther		

[s92] - https://pmc.ncbi.nlm.nih.gov/articles/PMC10379776/

Autor:	Seyed Faraz Mahdavi Ardestani, Sasan Adibi, Arman Golshan, Paria Sadeghian	**Título:**	Factors Influencing the Effectiveness of E-Learning in Healthcare: A Fuzzy ANP Study
DOI:	10.3390/healthcare11142035	**Fecha:**	2023 Jul 16
Sitio web:	PubMed Central (PMC)		

[s93] - https://pmc.ncbi.nlm.nih.gov/articles/PMC5875041/

Autor:	Paulo A I Pontes, Rafael O Chaves, Roberto C Castro, Érica F de Souza, Marcos C R Seruffo, Carlos R L Francês	**Título:**	Educational Software Applied in Teaching Electrocardiogram: A Systematic Review
DOI:	10.1155/2018/8203875	**Fecha:**	2018 Mar 15
Sitio web:	PubMed Central (PMC)	**Editorial:**	BioMed Research International

[s94] - https://pmc.ncbi.nlm.nih.gov/articles/PMC6798020/

Autor:	Jack Pottle	**Título:**	Virtual reality and the transformation of medical education
por:	Oxford Medical Simulation London, UK	**DOI:**	10.7861/fhj.2019-0036
Fecha:	2019 Oct	**Sitio web:**	PubMed Central (PMC)
Editorial:	Future Healthcare Journal		

[s95] - https://pubmed.ncbi.nlm.nih.gov/38149617/

Autor:	Divito CB; Katchikian BM; Gruenwald JE; Burgoon JM	**Título:**	The tools of the future are the challenges of today: The use of ChatGPT in problem-based learning medical education
por:	PubMed	**DOI:**	10.1080/0142159X.2023.2290997
Fecha:	2024 Mar	**Sitio web:**	PubMed
Editorial:	Med Teach		

[s96] - https://pmc.ncbi.nlm.nih.gov/articles/PMC6406620/

Autor:	Consuelo M Kreider, Sharon Medina, Mackenzi R Slamka	**Título:**	Strategies for Coping with Time-Related and Productivity Challenges of Young People with Learning Disabilities and Attention-Deficit/ Hyperactivity Disorder
por:	Department of Occupational Therapy, University of Florida	**DOI:**	10.3390/children6020028
Fecha:	2019 Feb 13	**Sitio web:**	PubMed Central (PMC)
Editorial:	Children		

[s97] - https://pmc.ncbi.nlm.nih.gov/articles/PMC7575028/

Autor:	Choon Guan Lim, Nikki SJ Lim-Ashworth, Daniel SS Fung	**Título:**	Updates in technology-based interventions for attention deficit hyperactivity disorder
DOI:	10.1097/YCO.0000000000000643	**Fecha:**	2020 Aug 27
Sitio web:	PubMed Central (PMC)	**Editorial:**	Current Opinion in Psychiatry

[s98] - https://pmc.ncbi.nlm.nih.gov/articles/PMC9120292/

Autor:	Kathleen B Aspiranti, David M Hulac	**Título:**	Using Fidget Spinners to Improve On-Task Classroom Behavior for Students With ADHD
por:	University of Kentucky, University of Northern Colorado	**DOI:**	10.1007/s40617-021-00588-2
Fecha:	2021 Jun 2	**Sitio web:**	PubMed Central (PMC)
Editorial:	Behavior Analysis in Practice		

[s99] - https://pmc.ncbi.nlm.nih.gov/articles/PMC11537344/

Autor:	Alecia Mercier, Brianna Paquette, Fumiko Hoeft, Caroline G Richter	**Título:**	Online peer mentoring for youth with learning differences
por:	University of Alabama at Birmingham; University of Connecticut	**DOI:**	10.21203/rs.3.rs-5189431/v1
Fecha:	2024 Oct 23	**Sitio web:**	PubMed Central (PMC)
Editorial:	Research Square		

[s100] - https://www.ncbi.nlm.nih.gov/pmc/articles/PMC8748258/

Autor:	Kevin van der Meulen, Laura Granizo, Cristina del Barrio	**Título:**	Emotional Peer Support Interventions for Students With SEND: A Systematic Review
DOI:	10.3389/fpsyg.2021.797913	**Fecha:**	2021 Dec 28
Sitio web:	PubMed Central (PMC)	**Editorial:**	Frontiers in Psychology

[s101] - https://pmc.ncbi.nlm.nih.gov/articles/PMC4606780/

Autor:	Martin J Blank	**Título:**	Building Sustainable Health and Education Partnerships: Stories From Local Communities
DOI:	10.1111/josh.12311	**Fecha:**	2015 Oct 6
Sitio web:	PubMed Central (PMC)	**Editorial:**	The Journal of School Health

[s102] - https://pmc.ncbi.nlm.nih.gov/articles/PMC9776226/

Autor:	Tycho J Dekkers, Jorien van Hoorn	**Título:**	Understanding Problematic Social Media Use in Adolescents with Attention-Deficit/Hyperactivity Disorder (ADHD): A Narrative Review and Clinical Recommendations
DOI:	10.3390/brainsci12121625	**Fecha:**	2022 Nov 26
Sitio web:	PubMed Central (PMC)	**Editorial:**	Brain Sciences

Fuentes de imágenes

Las imágenes no listadas son de creación propia o fueron adquiridas con la licencia correspondiente. Todos los derechos están reservados para estas imágenes.

Para todas las demás imágenes listadas aquí:
Ninguna de las imágenes fue modificada, solo se ajustó la resolución. En la versión eBook, las imágenes se compilaron en collages numerados. Todas las imágenes permanecen sujetas a su licencia original y se utilizan de acuerdo con sus respectivos términos de licencia. Si descubre errores de atribución u otras discrepancias, contáctenos.

Fecha de la revisión final de la imagen: 2025-02-17.

Licencia utilizada

CC0 http://creativecommons.org/publicdomain/zero/1.0/deed.en

Créditos de imágenes

[i1] - 001_001_001_image_gruppenintervention.jpeg
https://upload.wikimedia.org/wikipedia/commons/0/0b/Group_therapy_at_the_US_Disciplinary_barrack.jpg

Date:	desconocido	**por:**	Geo Swan
Artista:	Unknown authorUnknown author	**License:**	Public domain

[i2] - 001_001_002_image_lernmethoden.jpeg
https://upload.wikimedia.org/wikipedia/commons/d/d0/0202Self-Learning_Modules.jpg

Date:	2021-01-12	**por:**	Judgefloro
License:	CC0		

[i3] - 001_001_003_image_noisecancellingkopfhoerer.jpeg
https://upload.wikimedia.org/wikipedia/commons/f/fd/Bose_QC2_in_Case_1.jpg

Date:	12 August 2005	**por:**	File Upload Bot (Magnus Manske)
Artista:	Mark Kim	**License:**	Public domain

[i4] - 001_001_003_image_ohrstoepsel.jpeg
https://upload.wikimedia.org/wikipedia/commons/b/b8/Disposable_foam_earplugs.jpg

Date:	2021-08-31	**por:**	Fornax
License:	Public domain		

[i5] - 001_001_003_image_smartphone.jpeg
https://upload.wikimedia.org/wikipedia/commons/5/57/Smartphone_Use.jpg

Date:	2015-03-31	**por:**	LSC536 Alyssa Downey
Artista:	Océanos y dados	**License:**	CC0

[i6] - 001_002_002_image_kognitive_ueberlastung.jpeg
https://upload.wikimedia.org/wikipedia/commons/b/bf/Human_fatigue_study.jpg

Date:	2002-05-23	**por:**	Bomazi
Artista:	NASA Ames Research Center - Human Systems Integration Division	**License:**	Public domain

[i7] - 001_002_002_image_scaffolding.jpeg
https://upload.wikimedia.org/wikipedia/commons/a/ac/Incorporating_Online_Learning_into_Political_Science_%2812463641074%29.jpg

Date:	2014-02-11	**por:**	Eyes Roger
Artista:	Giulia Forsythe	**License:**	CC0

[i8] - 001_002_003_image_dehnuebungen.jpeg
https://upload.wikimedia.org/wikipedia/commons/a/ab/US_Navy_100306-N-5319A-035_Ten-year-old_Joseph_Camano_performs_stretching_exercises_before_a_routine_physical_therapy_session_with_Occupational_Therapist_Judy_Anderson_at_the_Diane_Epplein_%5E_Assoc._Pediatric_Therapy_facility.jpg

Date:	2010-03-06	**por:**	BotMultichillT
Artista:	U.S. Navy photo by Mass Communication Specialist 1st Class Brien Aho	**License:**	Public domain

[i9] - 001_003_001_image_disziplin.jpeg
https://upload.wikimedia.org/wikipedia/commons/d/d3/Israeli_Sea_Corps_Soldiers.jpg

Date:	2007-12-10	**por:**	Ingsoc
Artista:	DoD photo by Mass Communication Specialist 1st Class Chad J. McNeeley, U.S. Navy.	**License:**	Public domain

[i10] - 001_003_001_image_zeitmanagement.jpeg
https://upload.wikimedia.org/wikipedia/commons/f/fe/We_Must_Use_Time_AS_a_Tool_Not_As_a_Couch.jpg

Date:	2024-06-19	**por:**	Starkmend
License:	CC0		

[i11] - 001_003_002_image_arbeitsplatz.jpeg
https://upload.wikimedia.org/wikipedia/commons/1/1b/Bookstand_with_desk_lamp.jpg

Date:	2008-04-25	**por:**	Yuyudevil
License:	Public domain		

[i12] - 001_003_003_image_ordner.jpeg
https://upload.wikimedia.org/wikipedia/commons/5/52/Folder-front-premium.png

Date:	2022-06-24	**por:**	The People's Internet Legacy Assets
Artista:	Vijay Verma	**License:**	CC0

[i13] - 001_003_003_image_textmarker.jpeg
https://upload.wikimedia.org/wikipedia/commons/1/13/Faber-Castell-pens.jpg

Date:	2008-04-08	**por:**	Popperipopp
License:	Public domain		

[i14] - 002_001_001_image_klassenzimmer.jpeg
https://upload.wikimedia.org/wikipedia/commons/f/f9/Hanoi_classroom%2C_summer_2003.jpg

Date:	2021-12-06	**por:**	Syced
License:	CC0		

[i15] - 002_001_001_image_reihenanordnung.jpeg
https://upload.wikimedia.org/wikipedia/commons/6/6d/StateLibQld_1_389085_Riverside_State_School%2C_1953.jpg

Date:	1953	**por:**	SLQbot
License:	Public domain		

[i16] - 002_001_002_image_digitale_notizapp.jpeg
https://upload.wikimedia.org/wikipedia/commons/4/47/Agenda_1931_-_carnet-agenda_-_Pierre_Bonnard_-_btv1b8442943n_%28118_of_210%29.jpg

Date:	1931	**por:**	Gzen92Bot
Artista:	class="fn value"> Bonnard, Pierre (1867-1947). Dessinateur	**License:**	Public domain

[i17] - 002_001_003_image_inklusive_lernumgebung.jpeg
https://upload.wikimedia.org/wikipedia/commons/a/a6/1956_-_Classroom_-_Franklin_Elementary_School_-_Allentown_PA.jpg

Date:	1956	**por:**	Atwngirl
Artista:	Self Scanned	**License:**	Public domain

[i18] - 002_001_003_image_problemorientiertes_lernen.jpeg
https://upload.wikimedia.org/wikipedia/commons/2/2a/Virtual_school_during_COVID-19-_Testing_parents%E2%80%99_perseverance_%286185924%29.jpg

Date:	Taken	**por:**	OptimusPrimeBot
Artista:	Nesha Stanton	**License:**	Public domain

[i19] - 002_002_001_image_beratungslehrerin.jpeg
https://upload.wikimedia.org/wikipedia/commons/9/90/Photograph_of_a_high_school_guidance_counselor_conducting_a_conference_with_a_student%2C_Sylvania%2C_Georgia%2C_1951_-_DPLA_-_52d4455ed5246aab5437354bc7031bce.jpeg

Date:	1951	**por:**	DPLA bot
Artista:	Published by Screven-Jenkins Regional Library System, Sylvania, Georgia	**License:**	Public domain

[i20] - 002_002_001_image_elternsprechtag.jpeg
https://upload.wikimedia.org/wikipedia/commons/f/f4/Taos_County%2C_New_Mexico._Meeting_of_regional_county_teachers._-_NARA_-_521896.jpg

Date:	December	**por:**	US National Archives bot
Artista:	NARA record: 5307166	**License:**	Public domain

[i21] - 002_002_001_image_telefon.jpeg
https://upload.wikimedia.org/wikipedia/commons/c/c1/Telephone_booths.jpg

Date:	2020-02-06	**por:**	Miguel Angel Omaña Rojas
License:	CC0		

[i22] - 002_002_002_image_lernumgebung.jpeg
https://upload.wikimedia.org/wikipedia/commons/f/f4/Elementary_school_teaches_more_than_ABCs_DVIDS218937.jpg

Date:	2009-10-22	**por:**	Fæ
Artista:	Spc. Stephanie Cassinos Way	**License:**	Public domain

[i23] - 002_002_003_image_handschrift.jpeg
https://upload.wikimedia.org/wikipedia/commons/f/fd/Bullokar%27s_alphabet_handwriting_samples_2_%281580%29.png

Date:	1580	**por:**	ColossalMemer
Artista:	William Bullokar	**License:**	Public domain

[i24] - 002_002_003_image_konzentration.jpeg
https://upload.wikimedia.org/wikipedia/commons/6/63/Dilution-concentration_simple_example.jpg

Date:	2004-09-25	**por:**	German
Artista:	en:User:FirstPrinciples	**License:**	Public domain

[i25] - 002_002_003_image_ergotherapie.jpeg
https://upload.wikimedia.org/wikipedia/commons/f/f5/US_Navy_090813-N-7090S-075_Army_Capt._Michelle_Greer%2C_chief_of_occupational_therapy_at_Brooke_Army_Medical_Center_in_San_Antonio%2C_Texas%2C.jpg

Date:	Taken	**por:**	BotMultichillT
Artista:	U.S. Navy photo by Mass Communication Specialist 2nd Class Jhi L. Scott	**License:**	Public domain

[i26] - 002_003_001_image_aktive_lernmethoden.jpeg
https://upload.wikimedia.org/wikipedia/commons/2/2a/Clean_up_at_Regional_Institute_for_Active_Learning_DVIDS131053.jpg

Date:	2008-11-15	**por:**	Fæ
Artista:	Petty Officer 3rd Class Brian Goodwin	**License:**	Public domain

[i27] - 002_003_001_image_lernplan.jpeg
https://upload.wikimedia.org/wikipedia/commons/c/ce/Corps_discusses_Sacramento_River_levee_updates_%2822719705640%29.jpg

Date:	2015-11-03	**por:**	Vanished Account Byeznhpyxeuztibuo
Artista:	U.S. Army Corps of Engineers Sacramento District	**License:**	Public domain

[i28] - 002_003_001_image_kommilitonen.jpeg
https://upload.wikimedia.org/wikipedia/commons/2/28/Art_of_group_study_05.jpg

Date:	2024-06-13	**por:**	Kwameghana(Bright Kwame Ayisi)
License:	CC0		

[i29] - 002_003_002_image_meditation.jpeg
https://upload.wikimedia.org/wikipedia/commons/0/00/Meditation_Focus_Point.jpg

Date:	2024-12-12	**por:**	Bondigoldwiki
License:	CC0		

[i30] - 002_003_002_image_schlafrhythmus.jpeg
https://upload.wikimedia.org/wikipedia/commons/c/c0/Clay_Sleepwalker_Bernd_Lantern.jpg

Date:	2024-04-02	**por:**	R. J. Mathar
License:	CC0		

[i31] - 002_003_003_image_entspannungstechniken.jpeg
https://upload.wikimedia.org/wikipedia/commons/6/61/Relaxation_In_Nature_%28Unsplash%29.jpg

Date:	2017-05-01	**por:**	Fæ
Artista:	brookecagle	**License:**	CC0

[i32] - 002_003_003_image_gruppendiskussion.jpeg
https://upload.wikimedia.org/wikipedia/commons/0/0e/Group_Discussion_1.jpg

Date:	2024-03-23	**por:**	FromPunjab
License:	CC0		

[i33] - 003_001_002_image_checkliste.jpeg
https://upload.wikimedia.org/wikipedia/commons/d/d7/Questionnaire-checklist-completed.png

Date:	2016-08-29	**por:**	Amousey
Artista:	https://pixabay.com/users/472301-472301/	**License:**	CC0

[i34] - 003_001_002_image_video.jpeg
https://upload.wikimedia.org/wikipedia/commons/a/aa/Digital_Learning_Network_%282908293523%29.jpg

Date:	Taken	**por:**	OptimusPrimeBot
Artista:	NASA Goddard Photo and Video	**License:**	Public domain

[i35] - 003_002_001_image_kopfhoerer.jpeg
https://upload.wikimedia.org/wikipedia/commons/5/50/Audio-Technica_ATH-A500_%282%29.jpg

Date:	13 May 2005	**por:**	Iainf
License:	Public domain		

[i36] - 003_002_001_image_stress.jpeg
https://upload.wikimedia.org/wikipedia/commons/6/62/Canva_-_Woman_Feeling_Emotional_Stress.jpg

Date:	2016-07-04	**por:**	Carovinc2
Artista:	MismibaTinasheMadando	**License:**	CC0

[i37] - 003_002_002_image_depression.jpeg
https://upload.wikimedia.org/wikipedia/commons/5/54/Depression-loss_of_loved_one.jpg

Date:	2009-04-15	**por:**	Baker131313
License:	Public domain		

[i38] - 003_002_002_image_frustration.jpeg
https://upload.wikimedia.org/wikipedia/commons/6/6d/TrafficJamFrustration.jpg

Date:	2015-06-22	**por:**	Raysonho
License:	CC0		

[i39] - 003_002_002_image_konfliktloesung.jpeg
https://upload.wikimedia.org/wikipedia/commons/0/03/Community_conflict_resolution_%288331341896%29.png

Date:	2012-12-31	**por:**	Hiàn (alt)
Artista:	USAID in Africa	**License:**	Public domain

[i40] - 003_003_003_image_reflexion.jpeg
https://upload.wikimedia.org/wikipedia/commons/3/33/Reflection_of_St._Michaelis_Church%2C_Hamburg%2C_Deutschland_IMG_4822_edit.jpg

Date:	2012-08-28	**por:**	Christoph Braun
License:	CC0		

[i41] - 004_002_003_image_kommunikation.jpeg
https://upload.wikimedia.org/wikipedia/commons/3/3c/%28Barcelona%29_Dispute_and_Arrest_of_Saint_Catherine_-_Museu_Nacional_d%27Art_de_Catalunya.jpg

Date:	Taken	**por:**	Archaeodontosaurus
Artista:	Didier Descouens	**License:**	Public domain

[i42] - 004_002_003_image_zusammenarbeit.jpeg
https://upload.wikimedia.org/wikipedia/commons/e/ed/IMCOM_and_FORSCOM_ROC_Drill_-_Teamwork_and_Collaboration_Ensures_Mission_Accomplishment_%281%29.jpg

Date:	2012-04-12	**por:**	Maliepa
Artista:	U.S. Army	**License:**	Public domain

[i43] - 004_003_001_image_digitaler_kalender.jpeg
https://upload.wikimedia.org/wikipedia/commons/7/71/Group-Office_calendar_screenshot_%281%29.jpg

Date:	22 January 2010	**por:**	Darkwind
Artista:	User:Mschering	**License:**	Public domain

[i44] - 004_003_001_image_naturgeraeusche.jpeg
https://upload.wikimedia.org/wikipedia/commons/7/7c/Underwater_mcmurdo_sound.jpg

Date:	2005-11-12	**por:**	Lycaon
Artista:	en:User:Fishdecoy	**License:**	Public domain

[i45] - 004_003_001_image_todoliste.jpeg
https://upload.wikimedia.org/wikipedia/commons/b/b9/To_do_list_%2828123133694%29.jpg

Date:	2016-08-03	**por:**	Юрий Д.К.
Artista:	freestocks.org	**License:**	CC0

[i46] - 005_002_002_image_wandkalender.jpeg
https://upload.wikimedia.org/wikipedia/commons/b/bb/WallCalendar.jpg

Date:	2007-10-24	**por:**	Claudio Elias
License:	Public domain		

[i47] - 005_002_003_image_fidget_toys.jpeg
https://upload.wikimedia.org/wikipedia/commons/f/f3/Fidget_spinner_red%2C_cropped.jpg

Date:	2017-05-28	**por:**	ArniDagur
Artista:	Árni Dagur	**License:**	CC0

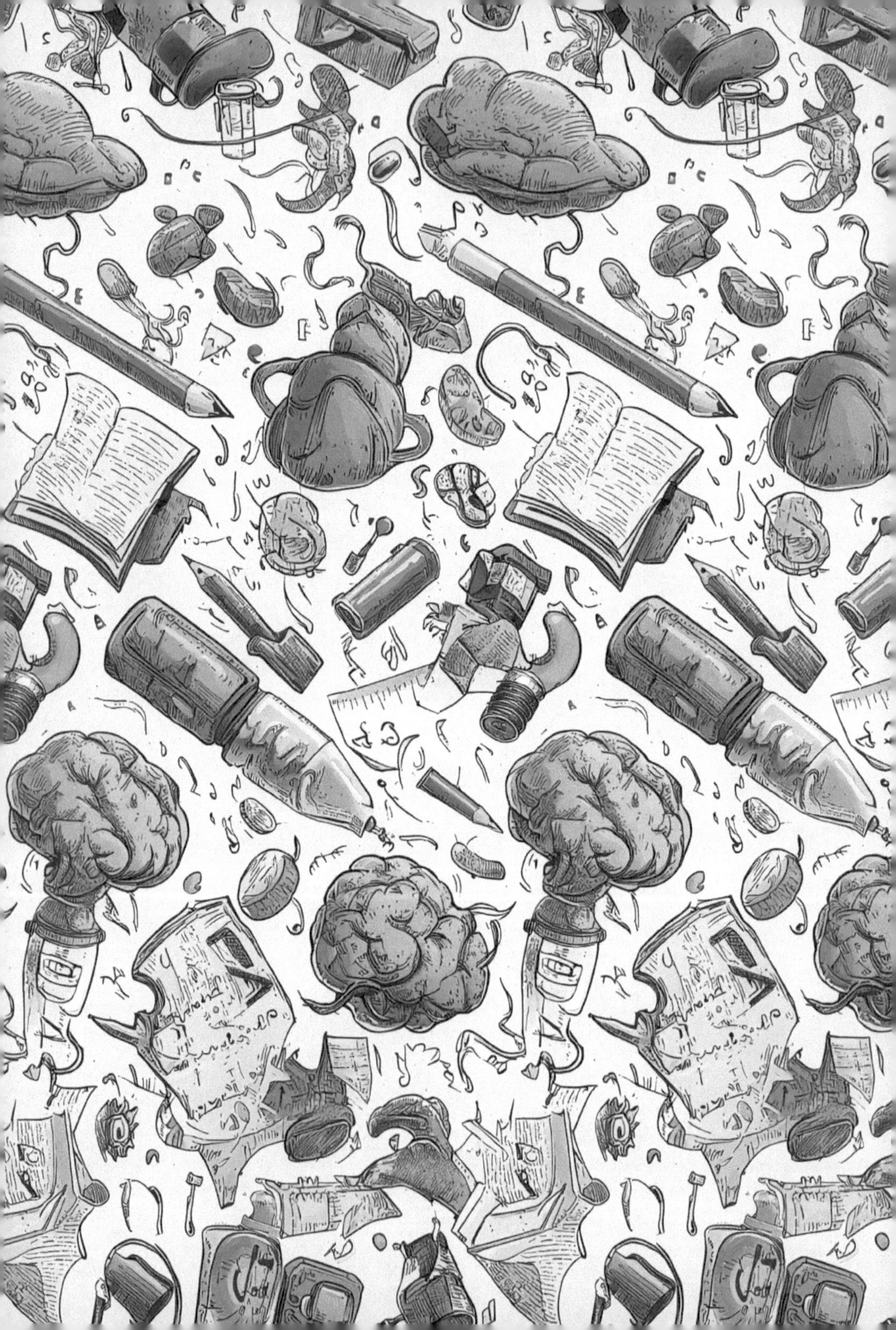

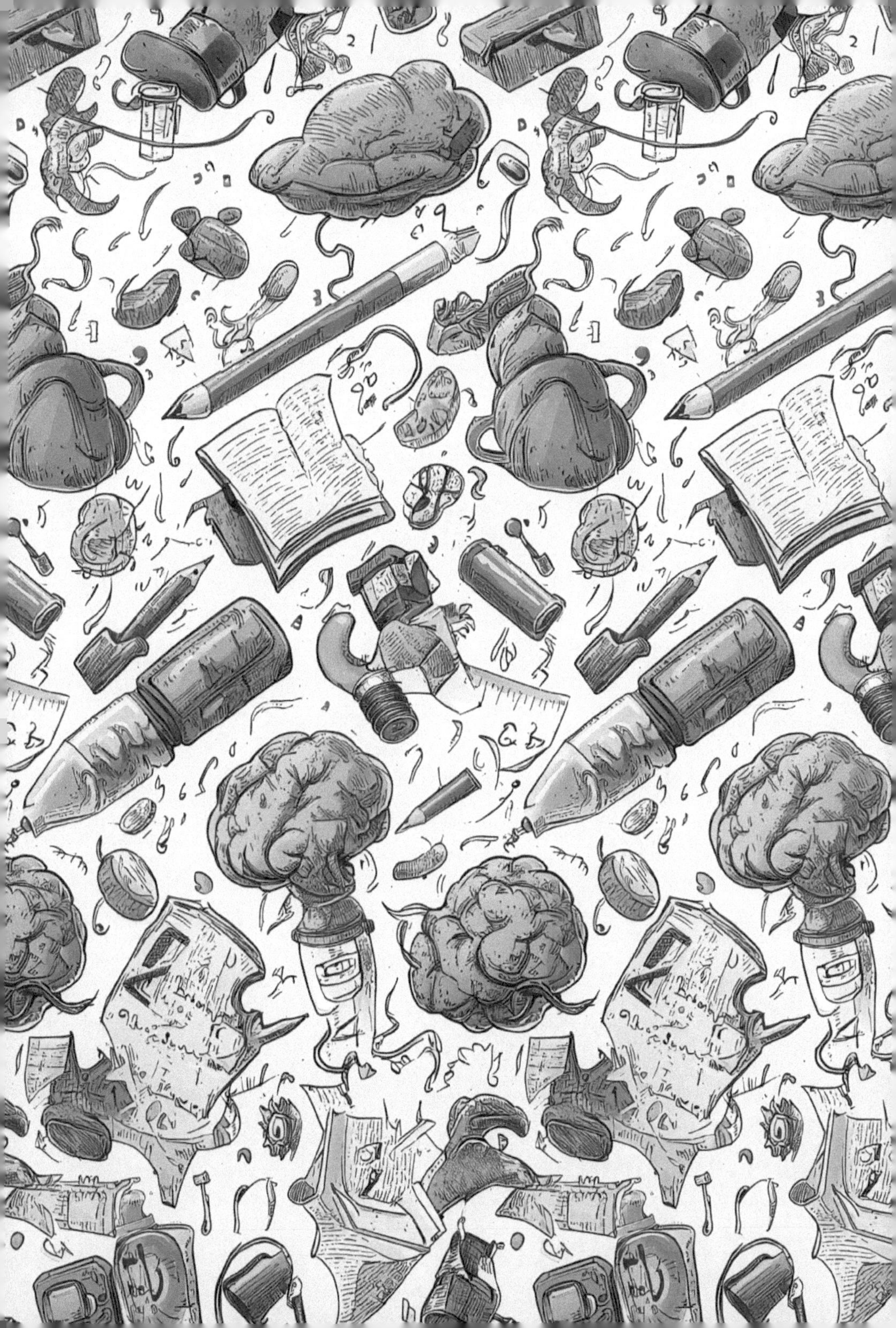

FSC
www.fsc.org
MIX
Papier | Fördert
gute Waldnutzung
FSC® C083411

Kolibri 360 GmbH
Ferdinand-Jühlke-Straße 7
99095 Erfurt, Deutschland
produktsicherheit@kolibri360.de